Ursula Vehling-Kaiser:
Hämatologie und Onkologie
Basics für medizinisches Fachpersonal
und Pflegeberufe

*Für Felix,
der so geduldig und tapfer ausharrt*

Ursula Vehling-Kaiser

Hämatologie und Onkologie

Basics für medizinisches Fachpersonal und Pflegeberufe

4. Auflage

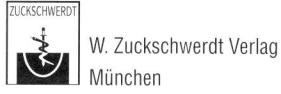

W. Zuckschwerdt Verlag
München

Titelbild: Wir danken Gamze und Felix.

Bibliografische Information Der Deutschen Nationalbibliothek
Die Deutsche Nationalbibliothek verzeichnet diese Publikation in der Deutschen Nationalbibliografie; detaillierte bibliografische Daten sind im Internet unter http://dnb.d-nb.de/service/zd/nd_meldung.htm abrufbar.

Produkthaftung: Für Angaben über Dosierungsanweisungen und Applikationsformen kann vom Verlag keine Gewähr übernommen werden. Derartige Angaben müssen vom jeweiligen Anwender im Einzelfall anhand anderer Literaturstellen auf ihre Richtigkeit überprüft werden.

Geschützte Warennamen (Warenzeichen) werden nicht immer kenntlich gemacht. Aus dem Fehlen eines solchen Hinweises kann nicht geschlossen werden, dass es sich um einen freien Warennamen handelt.

Alle Rechte, insbesondere das Recht zur Vervielfältigung und Verbreitung sowie der Übersetzung, vorbehalten. Kein Teil des Werkes darf in irgendeiner Form (durch Fotokopie, Mikrofilm oder ein anderes Verfahren) ohne schriftliche Genehmigung des Verlages reproduziert werden.

© 2012 by W. Zuckschwerdt Verlag GmbH, Industriestraße 1, D-82110 Germering/München.
Printed in Germany by Kessler-Druck + Medien, Bobingen

ISBN 978-3-86371-063-7

Vorwort

Im Rahmen meiner Referententätigkeit in Fortbildungskursen für Medizinische Fachangestellte in der Onkologie/Hämatologie wurde mehrfach von den Teilnehmerinnen der Wunsch nach einem kursbegleitenden Buch an mich herangetragen.

Ich hoffe, mit dem vorliegenden Buch diesem Wunsch nachgekommen zu sein.

Bedanken möchte ich mich bei meinen Mitreferenten für die Unterstützung bei der Verfassung der Kapitel: alternative Therapie (Dr. med. S. Gabius), Gesprächstherapie, Psychoonkologie und Trauerbewältigung (Prof. Dr. med. V. Volkenandt) sowie Recht und Rehabilitation (Dr. med. R. Dengler). Herr K. Ragner, Sozialversicherungsfachangestellter, verfasste das Kapitel „onkologierelevante Regelungen in der gesetzlichen Krankenversicherung". Ein Dankeschön auch meiner Sekretärin Frau M. Ernst für ihre Geduld und ihr Durchhaltevermögen.

Zuletzt möchte ich mich ganz herzlich bei Frau Dr. Anne Glöggler vom Zuckschwerdt Verlag für die vertrauensvolle und effektive Zusammenarbeit bedanken.

Viel Spaß beim Lernen wünscht Ihnen

Dr. med. Ursula Vehling-Kaiser

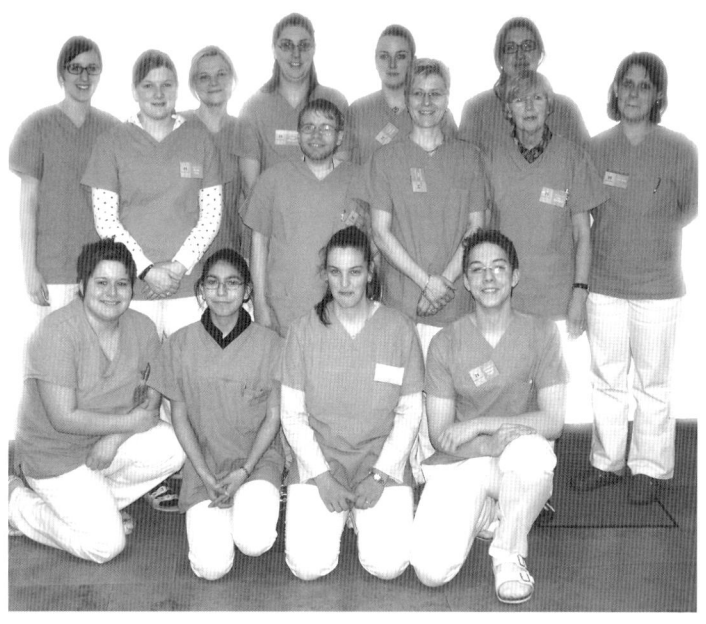

Unsere Medizinischen Fachangestellten – ein onkologisches Team.

Inhalt

	Vorwort	V
1	**Einführung in die Hämatologie und Onkologie**	1
2	**Tumornachweismethoden**	4
	Klinik	4
	Labor	5
	Zytologie, Histologie, Genetik	6
	Bildgebende Verfahren	7
	Endoskopie	9
3	**Stadieneinteilung maligner Erkrankungen**	11
	TNM-System	11
	A- und B-Symptomatik	13
	Grading und R-Einteilung	14
	Rezeptoren	15
4	**Therapieziele**	17
5	**Therapiemöglichkeiten**	19
	Operative Verfahren	19
	Medikamentöse Therapie	20
	– Chemotherapie	20
	– Hormontherapie	22
	– Antikörpertherapie	25
	– Angiogenesehemmer	27
	– Tyrosinkinasehemmer	28
	– mTor-Inhibitoren	30
	– Interferon und Interleukin	30
	Hyperthermie	31
	Strahlentherapie	31
	Alternative und komplementäre Therapiemaßnahmen	33

6	**Therapieerfolg**	47
7	**Spezielle onkologische Erkrankungen**	48
	Bronchialkarzinom	48
	Mammakarzinom	53
	Prostatakarzinom	55
	Kolorektales Karzinom	56
	Pankreaskarzinom	57
	Magenkarzinom	58
	Ovarialkarzinom	59
	Melanom	60
	– Adjuvante Therapie	60
	– Palliative Therapie	61
8	**Spezielle hämatologische Erkrankungen**	64
	Gutartige hämatologische Erkrankungen	64
	– Eisenmangelanämie	64
	– Thalassämie	64
	– Perniziöse Anämie	65
	– Schwangerschaftsanämie	65
	Bösartige hämatologische Erkrankungen	66
	– Akute Leukämien	66
	– Myeloproliferative Syndrome	68
9	**Maligne Lymphome**	71
	Hodgkin-Lymphome	71
	Non-Hodgkin-Lymphome	72
	– Chronisch lymphatische Leukämie (CLL)	73
	– Follikuläres Lymphom	74
	– Mantelzell-Lymphom	75
	– Morbus Waldenström	75
	Multiples Myelom (= Plasmozytom)	76
10	**Onkologische Notfallsituation**	79
	Obere Einflussstauung	79
	Hirnödem	80
	Akute Rückenmarkkompression	80
	Sepsis	81

	Antikörpermangelsyndrom	82
	Kardiale Notfallsituation	82
	Allergische Reaktionen und Anaphylaxie	83
	Atemnot	84
	Akute Blutungen	84
	Ileus und Darmperforation........................	84
	Hyperkalzämie....................................	85
	Tumorlyse-Syndrom	86
11	**Paraneoplastische Syndrome**	87
12	**Transfusionsmedizin**	90
	Indikation..	90
	Blutgruppen	90
	Risikofaktoren	93
	– Hämolytische Transfusionsreaktion	93
	– Allergische Transfusionsreaktion	93
	– Übertragung einer Infektion	94
13	**Schmerztherapie**................................	95
	Schmerzformen	95
	– Nozizeptiver Schmerz	95
	– Neuropathischer Schmerz........................	95
	– Somatoformer oder psychogener Schmerz	95
	– Gemischter Schmerz............................	96
	– Durchbruchschmerz	96
	WHO-Stufenschema	96
14	**Pflege**	99
	Portsysteme	99
	Mukositis	101
	Exulzerierende Tumoren	105
	Ernährungstherapie	105
	Singultus	106
	Husten	106
	Einsatz von Dexamethason (Fortecortin®) in der Palliativsituation	107

15	**Durchführung der Chemotherapie**...............	108
	Schutz des Personals	109
	Schutz des Patienten.............................	109
	Tipps für Chemotherapie-Patienten	110
	– Während der Chemotherapie	110
	– Nach der Chemotherapie.......................	111
	Ablauf der i.v. Zytostatikagabe	112
	Orale Chemotherapie	112
	Nebenwirkungen der Chemotherapie.................	116
	– Allgemeine Nebenwirkungen	116
	– Spezielle Nebenwirkungen	120
16	**Allgemeinzustand und Lebensqualität**.............	122
	Beurteilungsskalen...............................	122
17	**Gesprächstherapie, Psychoonkologie und Trauerbewältigung**.........................	124
	Grundlagen der Kommunikation	126
	Umgang mit der Erkrankung	128
	Psychoonkologie	130
	– Die Deklaration der Menschenrechte Sterbender	132
18	**Recht**	134
19	**Nachsorge und Rehabilitation**	137
20	**Palliativmedizin**	139
21	**Spezialisierte ambulante Palliativversorgung (SAPV)**.	148
22	**Hospiz**	149
23	**Selbsthilfegruppen**	150
24	**Informationsmöglichkeiten für den Tumorpatienten** ..	151
25	**Onkologierelevante Regelungen in der gesetzlichen Krankenversicherung**................	152
	Fahrtkosten....................................	152
	Zuzahlungsbefreiung	152
	Hilfsmittel	153

	Rehabilitation..	154
	Krankengeld..	154
	Haushaltshilfe..	154
26	**Burn-out**	156
	Beruf	157
	Privater Bereich	158
27	**Literatur**	159
	Weiterführende Literatur	160
28	**Stichwortverzeichnis**	162

1 Einführung in die Hämatologie und Onkologie

Bösartige Erkrankungen lassen sich in zwei große Gruppen unterteilen – die onkologischen und die hämatologischen Erkrankungen. Demzufolge tragen die medizinischen Teilgebiete der inneren Medizin, die sich mit diesen Erkrankungen beschäftigen, die Namen Hämatologie und Onkologie.

Hämatologie leitet sich vom Griechischen ab; wir finden in diesem Wort zwei griechische Wörter wieder, nämlich

„logos" = die Lehre und
„haima" = das Blut,
also: Hämatologie = die Lehre vom Blut.

Erste Berichte über die Entstehung der Blutzellen liegen von 1840 vor und es war der 10. Oktober 1868, als erstmals von einem Wissenschaftler namens *Ernst Neumann* ein medizinischer Artikel über die Entstehung des Blutes im Knochenmark erschien.

Im Laufe der folgenden Jahre wurden neben der Entwicklung des Blutes aus dem Knochenmark viele Erkrankungen aus der Hämatologie beschrieben. Diese Erkrankungen können wir mit den uns heute zur Verfügung stehenden Techniken eindeutig diagnostizieren und viele von ihnen auch behandeln.

Die häufigsten hämatologischen Erkrankungen sind:
- Anämie = die Erkrankung der roten Blutzellen (Blutarmut)
- akute und chronische Leukämie = Erkrankungen der weißen Blutzellen
- Thrombopenie und Thrombozytose = Erkrankungen der Blutplättchen
- Plasmozytome = Erkrankung der Plasmazellen
- Lymphome = Erkrankung des Lymphsystems (z.B. Lymphknoten, Milz)

Onkologie leitet sich ebenfalls aus dem Griechischen ab. Hier findet sich das Wort

„logos" = die Lehre und zusätzlich das Wort
„onkos" = die Geschwulst,
also: Onkologie = die Lehre von den Geschwülsten
(= solide Tumoren).

Einer der ersten Wissenschaftler, der sich mit der Entstehung der Geschwülste beschäftigte, war ein Pathologe namens *Rudolf Virchow*, der in einem 1871 erschienenen Lehrbuch mit dem Namen „Zellularpathologie" auf den zellulären Ursprung der Tumoren hinwies.

Die Onkologie umfasst solide Tumoren, die von zwei großen Gewebegruppen abstammen: dem Epithelgewebe und dem Bindegewebe.

Tumoren aus dem Epithelgewebe heißen Karzinome – wieder ein Name griechischen Ursprungs, denn

„carcinos" = die Krabbe, der Weberknecht.

Beispiele für Karzinome sind: Brustkrebs (Mammakarzinome), Darmkrebs (Kolon- und Rektumkarzinome) oder Plattenepithelkarzinome (wie wir sie im Bereich des HNO-Gebietes oder der Zervix finden).

Tumoren, die aus dem Bindegewebe entstehen, heißen Sarkome = fischfleischähnlich. Beispiele für Sarkome sind: Knochen-, Muskel- und Weichteiltumoren (z.B. Osteosarkome, Ewing-Sarkome oder Rhabdomyosarkome).

Eine eigene Gruppe bilden die Gehirntumoren, die sich in die etwas weniger bösartig verlaufenden Astrozytome und in die sehr bösartig verlaufenden Glioblastome unterteilen lassen, sowie die Gruppe der Hauttumoren. Hier unterscheidet man die relativ gutartigen Basaliome, die relativ günstig verlaufenden Plattenepithelkarzinome und die in der Regel sehr bösartig verlaufenden Melanome (schwarzer Hautkrebs).

Das Charakteristikum aller soliden Tumoren ist deren Fähigkeit, Metastasen (= Filiae = Tochtergeschwülste) zu bilden.
Die Metastasen bestehen aus denselben Zellen wie der Ursprungstumor.
Es lassen sich unterschiedliche Metastasierungswege beschreiben, d.h. Wege, über die sich die Metastasen ausbreiten:

- hämatogen – über den Blutweg
- lymphogen – über das Lymphsystem
- Abtropfmetastasen – Tumorzellen tropfen auf andere Organe (wie in einer Tropfsteinhöhle, z.B. der Krukenberg-Tumor)
- Metastasenbildung per continuitatem – Einwachsen des primären Tumors in Nachbarorgane

Im Körper gibt es sogenannte Filterorgane, in denen sich Tumorzellen sehr gut festsetzen und wachsen können. Dieses sind insbesondere Lunge, Leber, Knochen und Lymphknoten. Auf die Metastasenorte und deren Besonderheiten werden wir später noch eingehen.

2 Tumornachweismethoden

Bei der näheren Beschäftigung mit den bösartigen Erkrankungen stellt sich zunächst die Frage: „Wie erkenne ich denn diese Erkrankungen?"

Klinik

Damit kommen wir zu den Tumornachweismethoden: An erster Stelle der Tumornachweismethoden steht das klinische Bild, das der jeweilige Patient aufweist. Bei den onkologischen Erkrankungen tastet der Patient häufig selbst zunächst einen Knoten, z.B. in der Brust, am Bein oder im Mundbereich. Einige andere Tumoren wie Darmkrebs oder Gebärmutterhalskrebs machen sich durch eine Blutung bemerkbar. Pankreaskarzinome fallen häufig erst sehr spät durch starke Rückenschmerzen auf. Bei Bronchialkarzinomen stehen in der Regel Husten und Auswurf im Vordergrund. Bei manchen Patienten, bei denen der Tumor z.B. schon Lebermetastasen gesetzt hat, finden wir als erstes klinisches Symptom die Gelbsucht (Ikterus) und einen oft quälenden Juckreiz.

Hämatologische Erkrankungen können sich bei bösartigen Erkrankungen des Lymphsystems durch geschwollene Lymphknoten oder eine große Milz zeigen.

Leukämien führen zu Symptomen, die durch eine mangelnde Bildung normaler Blutzellen im Knochenmark gekennzeichnet sind:

- Symptome der Anämie: z.B. Müdigkeit, Blässe und Atemnot
- Symptome der Leukopenie (= verminderte Anzahl an weißen Blutkörperchen): Infekte oder Pilze im Mundbereich, Fieber, offene Wunden, Pneumonien (Lungenentzündung)

- Symptome der Thrombopenie (= verminderte Anzahl an Blutplättchen): Blutungen, Abszesse, Petechien (kleine punktförmige Hautblutungen) oder Hämatome
- Bei den Bluterkrankungen findet sich häufig die sogenannte B-Symptomatik (siehe auch A- und B-Symptomatik), welche das Auftreten von Nachtschweiß, Gewichtsverlust oder Fieber beschreibt.

Labor

Weitere diagnostische Möglichkeiten stellt uns das Labor zur Verfügung. Schon im Standardlabor finden wir Parameter, die auf ein Tumorwachstum hinweisen können:

- z.B. erhöhte BKS (= Blutkörperchensenkung), vor allem beim Plasmozytom; erhöhte LDH (= Lactatdehydrogenase); erhöhte alkalische Phosphatase = AP (vor allem bei Leber- und Skelettmetastasen)
- auffällige Werte von Hb, Hämatokrit, Leukozyten und Thrombozyten
- sowie erhöhte Tumormarker:
  - AFP – Hodentumor, Leberzellkarzinom
  - Beta-HCG – Hodentumor, Keimzelltumor
  - CA 125 – vor allem beim Ovarialkarzinom
  - CA 15-3 – vor allem beim Mammakarzinom
  - CA 19-9 – vor allem bei gastrointestinalen Tumoren
  - CA 72-4 – vor allem beim Magenkarzinom
  - CEA – ziemlich unspezifisch, da bei vielen Tumoren erhöht
  - CYFRA 21 – vor allem beim nicht kleinzelligen Bronchialkarzinom
  - NSE – vor allem beim kleinzelligen Bronchialkarzinom
  - PSA – Prostatakarzinom
  - SM-100 – vor allem beim Melanom

Zytologie, Histologie, Genetik

Zytologie bedeutet, auf dem Objektträger ausgestrichene Zellen durch das Mikroskop anzuschauen.

Diese Methode findet Einsatz bei der Untersuchung von Knochenmarkaspirat, Aszitespunktat, Pleurapunktat und Liquorpunktat und in seltenen Fällen kommt auch heute noch die zytologische Untersuchung des Primärtumors, gewonnen durch Punktion, infrage.

Verfeinert werden konnte die zytologische Untersuchung zusätzlich in den letzten Jahren durch die Bestimmung sogenannter Oberflächenmarker (z. B. CD20), durch die insbesondere spezielle Lymphomerkrankungen genau diagnostiziert werden können.

Eine sehr wichtige diagnostische Untersuchung ist die histologische Untersuchung des Tumors. Hierzu muss der Tumor (oder ein Teil des Tumors) entfernt und zum Pathologen geschickt werden. Nach entsprechender Aufbereitung werden aus dem Tumor Schnitte angefertigt und diese unter dem Mikroskop untersucht. Durch sie kann nicht nur bestimmt werden, von welchem Gewebe der Tumor abstammt, sondern auch, ob der Tumor im Gesunden entfernt wurde oder ob noch Tumorzellen am Schnittrand vorhanden sind. Außerdem ist es möglich, die Mitoserate = Zellteilungsrate der Tumorzellen zu bestimmen und so weitere Informationen über den Grad der Bösartigkeit (Aggressivität) des zugrunde liegenden Tumors zu erhalten.

Durch spezielle Färbungen kann auch im Rahmen der histologischen Untersuchung festgestellt werden, ob der Tumor spezielle, für ihn charakteristische Rezeptoren (z. B. Hormonrezeptoren = Östrogenrezeptoren, Progesteronrezeptoren oder HER2/neu-Rezeptoren) enthält.

Zusätzlich stehen sogenannte immunhistochemische Untersuchungsmethoden, die zur weiteren Unterteilung der Tumoren hilfreich sind, für histologische Präparate zur Verfügung.

Ganz wesentlich für die Diagnostik ist insbesondere bei hämatologischen Erkrankungen die Untersuchung des Knochenmarks.

Die Untersuchung des Knochenmarks, die durch Gewinnung eines Knochenmarkaspirates (= zytologisches Präparat) und einer Knochenstanze (= histologisches Präparat) möglich ist, kann jede Erkrankung des Knochenmarks oder einen Befall des Knochenmarks durch verschleppte Tumorzellen eindeutig nachweisen.

Eine weitere in der Hämatologie wesentliche Untersuchung ist die Zytogenetik, die vor allem zur Einteilung und Verlaufskontrolle der Leukämien dient und zusätzlich eine gute Prognoseabschätzung möglich macht. Mehr dazu bei den entsprechenden Erkrankungen.

Bildgebende Verfahren

Unverzichtbar in der Diagnostik maligner Tumoren sind die sogenannten „bildgebenden" Verfahren.

Ohne schädliche Strahlenbelastung ist die in der täglichen Praxis häufig angewandte Ultraschalldiagnostik (= Sonografie). Sehr gut geeignet ist dieses Verfahren zur Darstellung und Beurteilung von Größe und Struktur von Organen wie Leber, Milz, Gebärmutter und Nieren sowie für die Größenbestimmung von Lymphknoten.

Nicht dargestellt werden können luftgefüllte Organe wie z. B. die Lunge. In den gut darstellbaren Organen können primäre Tumoren, Metastasen, aber auch Zysten oder Hämangiome (Blutschwämme) gut ausgemessen und im Verlauf beurteilt werden.

Zusätzlich lassen sich mit der Ultraschalluntersuchung auch Aszites (Bauchwasser) oder ein Pleuraerguss (Wasser im Pleuraspalt = Raum zwischen Lunge und Brustwand) nachweisen und, falls erforderlich, Punktionsstellen markieren.

Während das Sonogramm von unterschiedlichen Facharztgruppen durchgeführt werden kann, fallen die übrigen bildgebenden Verfahren bezüglich der Tumordiagnostik in den Bereich der Radiologie.

Am 8. November 1895 erkannte der Physiker *W. C. Röntgen* im physikalischen Institut der Universität Würzburg die Bedeutung der Durchdringungsfähigkeit von Kathodenstrahlung, die er damals X-Strahlen nannte und die wir heute als Röntgenstrahlung kennen. Am 22. Dezember 1895 erstellte *Röntgen* das erste Röntgenbild – die Hand seiner Frau Anna Berta.

Mittlerweile können wir uns das „Röntgenbild" aus der heutigen Diagnostik nicht mehr wegdenken. Ein Röntgen-Thorax ist für die Aufdeckung von Metastasen oder Tumoren unverzichtbar. Auch Knochentumoren werden häufig im Übersichtsröntgenbild diagnostiziert.

Ein besonderes Röntgenbild stellt die Aufnahme der Brust dar, die sogenannte „Mammografie". Hier wird, um ein möglichst genaues Bild zu erhalten, die Brust zwischen zwei Platten flach gedrückt – eine von Frauen allerdings häufig als unangenehm empfundene Prozedur. Die Mammografie stellt aber nach wie vor die beste Diagnosemöglichkeit für Brustkrebs dar und findet im Rahmen der bayerischen Screening-Untersuchung zur Früherkennung von Brustkrebs breite Anwendung.

1967 erfuhr die radiologische Diagnostik durch die Einführung des Computertomogramms (CT) einen weiteren Fortschritt. Mit dem CT können Schnittbilder (= Tomogramme) vom gesamten Körper erzeugt werden. Das CT liefert uns vor allem wertvolle Informationen beim Aufspüren von Primärtumoren und Metastasen, insbesondere auch von Tumoren im Kopfbereich und im Mediastinum.

Während die Funktionsweise des CT auf ionisierender Strahlung beruht, benutzt man beim „Magnetresonanztomogramm" (= MRT = Kernspin) die magnetische Resonanz von Atomkernen. Zwar ist der technische Hintergrund schon seit 1924 bekannt, die ersten MRT-Bilder vom Menschen wurden jedoch erstmals 1976 veröffentlicht. Ab 1983 zog das MRT in die Routinediagnostik ein und eignet sich durch die mehrdimensionale Darstellung insbesondere zum Nachweis von Tumoren in den Weichteilen, im Wirbelsäulenbereich und im Hirn. Allerdings sind die Kosten für die Kernspintomografie wesentlich höher als für das CT.

Die neueste Entwicklung in der radiologischen Diagnostik stellt das Positronenemissionstomogramm (PET) dar, welches in Kombination mit einem parallel gefahrenen CT auch als PET-CT Anwendung findet. Mithilfe des PET ist es bis zu einem gewissen Grad möglich, gutartige von bösartigen Raumforderungen zu unterscheiden. Zusätzlich liefert das PET häufig wesentlich genauere Angaben über die Ausdehnung von Tumoren und Metastasen.

Die Skelettszintigrafie stellt ein weiteres diagnostisches Verfahren aus dem Bereich der Radiologie dar. Sie beruht auf der Applikation von 99n-Tc(Technetium)-markierten Phosphatkomplexen, die sich an das im Knochenmark vorhandene kristalline Hydroxylapatit anlagern. Die entstehende Gamma-Strahlung wird mittels einer Gamma-Kamera äußerlich gemessen. Die Skelettszintigrafie findet Anwendung in der Beurteilung des Knochenstoffwechsels und der Metastasensuche im Skelettsystem.

Endoskopie

Immer mehr werden die sogenannten endoskopischen Verfahren in die moderne Diagnostik miteinbezogen.

- ☐ Die Gastroskopie (= Magenspiegelung) deckt Tumoren von Ösophagus, Magen und Dünndarm auf.
- ☐ Die Rektoskopie (= Enddarmspiegelung) und die Koloskopie (gesamter Dickdarmbereich) weisen Analkarzinome, Rektumkarzinome und Kolonkarzinome nach.
- ☐ Mit der ERCP (endoskopische retrograde Cholangio-Pankreatikografie) können Gallenblasenkarzinome und Pankreaskarzinome erkannt werden.
- ☐ Die Bronchoskopie gibt uns Aufschluss über das Vorliegen von Bronchialkarzinomen.

Im Rahmen all dieser Verfahren können histologische Proben des jeweiligen Tumors entnommen und so eine sichere Diagnose ohne eingreifende Operation gewonnen werden.

Die Endosonografie ist eine innere Ultraschalluntersuchung, die z. B. zur Beurteilung des Magen-Darm-Kanals, der oberen Atemwege oder auch im gynäkologischen Bereich verwendet wird. Durch dieses Verfahren können Organwände, Lymphknoten oder auch benachbarte Organe beurteilt werden. Wichtig ist die Endosonografie im Bereich der Onkologie zur Feststellung von Wandinfiltrationen durch einen Tumor oder befallene Lymphknoten.

3 Stadieneinteilung maligner Erkrankungen

Bei der Diagnose eines Tumors oder einer hämatologischen Erkrankung ist es sehr wichtig, die Ausdehnung zu kennen, um eine dem Tumorstadium entsprechende Therapie anbieten zu können.

TNM-System

Es gibt verschiedene Möglichkeiten, die Ausdehnung eines Tumors festzulegen. Die bekannteste und heute wichtigste ist die sogenannte TNM-Klassifikation.

Dabei bedeutet:

T = Tumorgröße
N = Beurteilung regionärer (= benachbarter) Lymphknoten bezüglich des Befalls von Tumorzellen
M = Fernmetastasen

Ein X hinter jedem dieser Buchstaben bedeutet, dass keine Information über die betreffende Ausbreitung vorliegt (z. B. NX = über einen Lymphknotenbefall liegen keine Informationen vor; Merke: X = „weiß nix").

Hinter dem Buchstaben T stehen jeweils Ziffern von 0 bis 4.

Sie beziehen sich auf die Größe bzw. lokale Ausdehnung des Tumors (z. B. T1 = kleiner Tumor; T4 = großer Tumor).

Gelegentlich finden sich hinter dem T die Buchstaben „is". Diese Buchstaben stehen für „Tumor in situ", d.h. hier ist nur ein sehr kleiner Tumor, lokal begrenzt, nachweisbar.

Hinter dem N stehen entsprechend 0 (z. B. N0 = kein Lymphknotenbefall) oder je nach steigendem Befall der regionalen Lymphknoten die Ziffern 1, 2 oder 3. Manchmal stehen hinter dem N in Klammer zwei Zahlen. Die erste Zahl gibt die Zahl der befallenen Lymphknoten an, die hintere Zahl die Zahl der entfernten Lymphknoten, z. B. N (3/15) – 3 von 15 entfernten Lymphknoten sind sicher befallen. Ein sn vor der Klammer bedeutet: Sentinel-Lymphknoten.

Hinter dem Buchstaben M steht eine 0 (z. B. M0 = keine Fernmetastasen) oder aber eine 1 (z. B. M1 = Fernmetastasen vorhanden). Häufig werden dann, in Klammern, noch die befallenen Organe hinzugefügt, z. B. T4 N2 M1 (Leber, Lunge).

Hin und wieder stehen vor TNM Zusatzsymbole zur weiteren Information: c, p, u, y.

cTNM = Beurteilung nach klinischen Befunden
pTNM = Beurteilung nach pathologischen Befunden
uTNM = Beurteilung nach Ultraschallbefunden
yTNM = neoadjuvante Therapie hat vor der Operation stattgefunden

cTNM und pTNM können durchaus unterschiedlich sein. So kann z. B. ein Darmtumor im CT relativ klein dargestellt werden und keine vergrößerten Lymphknoten aufweisen (cT2 N0 M0), nach der Operation und der Untersuchung beim Pathologen kann aber doch ein größerer Tumor und ein Nachweis maligner Zellen in den regionalen Lymphknoten vorhanden sein (pT3 N1 M0).

Das TNM-System wird erweitert durch die Buchstaben:

V (= vaskulär) = Einbruch des Tumors ins Gefäßsystem; V0 = kein Einbruch, V1 = Einbruch
L (= lymphogen) = Einbruch des Tumors ins Lymphgefäßsystem; L0 = kein Einbruch, L1 = Einbruch
Pn (= perineurale Inversion) = Tumorzellen befallen auch Gewebe, das Nerven umgibt; Pn0 = keine perineurale Invasion, Pn1 = perineurale Invasion

Zusätzlich zum TNM-Schema werden Tumoren auch in verschiedene Stadien eingeteilt. Man unterscheidet Tumorstadium 0 bis IV.

Es besteht eine enge Korrelation zwischen beiden Schemata. Der Einfachheit halber sollte man sich in der Praxis bei soliden Tumoren auf das TNM-Schema beziehen.

Stadium 0	Tis	N0	M0
Stadium I	T1–T2	N0	M0
Stadium II	T3–T4	N0	M0
Stadium III	jedes T	N1–N3	M0
Stadium IV	jedes T	jedes N	M1

Hämatologische Erkrankungen, insbesondere Lymphome, werden meist in Stadien eingeteilt.

Manche Tumoren und insbesondere hämatologische Erkrankungen besitzen noch eigene Stadieneinteilungen, auf die später genauer bei den jeweiligen Erkrankungen eingegangen wird.

Der Übersicht halber seien hier die wichtigsten genannt:

- ☐ Stadieneinteilung nach *Dukes* – Kolonkarzinome/Rektumkarzinome
- ☐ Stadieneinteilung nach *Binet* – chronisch lymphatische Leukämie (CLL)
- ☐ Stadieneinteilung nach *Durie* – Plasmozytom
- ☐ Stadieneinteilung nach *Ann-Arbor* – Lymphome

A- und B-Symptomatik

Wichtig, insbesondere bei den hämatologischen Erkrankungen, ist die Unterteilung nach A- und B-Symptomatik.

B-Symptomatik ist das Vorliegen spezieller, klinischer Symptome wie Nachtschweiß, Gewichtsverlust und unklares Fieber.

A-Symptomatik heißt, es liegen keine derartigen Symptome vor.

A und B werden nicht im Zusammenhang mit dem TNM-System gebraucht, sondern nur mit dem Begriff „Stadium" (z.B. Morbus Hodgkin Stadium II B).

Grading und R-Einteilung

Für die Tumorausbreitung und Beschreibung onkologischer Erkrankungen sind noch zwei weitere Buchstaben wichtig – nämlich R und G.

R = Residualtumor, d.h. der Pathologe untersucht das Tumorgewebe und zusätzlich das Gewebe in der Umgebung des Tumors.

R0 = Kein Residualtumor vorhanden, d.h. das um den Tumor gelegene Gewebe zeigt keine bösartigen Zellen mehr auf. Die Schnittränder des Präparates sind frei von Tumorzellen. Der Tumor ist komplett entfernt.

R1 = Mikroskopischer Residualtumor vorhanden. Hier können mit dem Mikroskop im umgebenden Gewebe noch Tumorzellen nachgewiesen werden. Der Tumor reicht hier an die Schnittränder des Präparates heran. Der Tumor wurde also, obwohl man während der OP eigentlich davon ausgehen konnte, nicht komplett entfernt.

R2 = Makroskopischer Residualtumor vorhanden. Schon bei der Operation ist offensichtlich, dass der Tumor nicht komplett entfernt werden kann.

G = Grading = histopathologischer Differenzierungsgrad. Hier wird vom Pathologen festgelegt, wie gut oder schlecht differenziert ein Tumor ist. Schlecht differenzierte oder undifferenzierte Tumoren weisen meist ein sehr schnelles Tumorwachstum (eine hohe Mitoserate) auf, gut differenzierte Tumoren ein langsames Tumorwachstum. Die Mitoserate des Tumors wird mit den Ziffern 1–4 hinter dem G gekennzeichnet (z. B. G1, G4).

Die gesamte Stadieneinteilung erscheint auf den ersten Blick sehr schwierig und unübersichtlich, ist aber im Grunde eine Art onkologische Geheimsprache.

Wenn Sie nun einen Patienten mit Bronchialkarzinom aufnehmen und lesen als Diagnose BC, pT3 N1 M0, R0, G3 wissen Sie sofort, dass der Tumor komplett entfernt wurde (R0), relativ schnell wächst (G3), ziemlich groß war (T3) und die regionären Lymphknoten befallen sind (N1). Erfreulicherweise hat Ihr Patient noch keine Metastasen (M0).

Rezeptoren

Die Bestimmung von Rezeptoren nimmt an Bedeutung zu, da viele der neuen Therapien mit Antikörpern und Tyrosinkinaseinhibitoren von den Ergebnissen der Rezeptorbestimmung abhängig sind.

Bei gynäkologischen Tumoren, insbesondere Mammakarzinomen, ist es hilfreich, sogenannte Hormonrezeptoren zu bestimmen, da hiervon häufig Diagnose, Prognose und Therapie abhängen. Wir unterscheiden Östrogenrezeptoren und Progesteronrezeptoren. Die Bestimmung erfasst anhand von Zahlen eine 12-teilige Skala und wird hinter dem entsprechenden Buchstaben (Ö/P) angegeben (z. B. Ö (6/12), P (3/12)).

Weiterhin wesentlich beim Mammakarzinom ist die Bestimmung der HER2/neu-Rezeptoren. Die Unterteilung umfasst vier Stufen (0, 1+, 2+, 3+). Patienten mit dem HER2/neu-Status 3+ kommen für eine Antikörpertherapie mit Trastuzumab (Herceptin®) infrage.

Patienten mit HER2/neu 0 und HER2/neu 1+ erhalten grundsätzlich keine Trastuzumab-Therapie. Bei Patienten mit HER2/neu 2+ muss mittels FISH-Test zusätzlich eine genetische Untersuchung erfolgen. FISH-positive Patienten erhalten ebenfalls Trastuzumab.

Bei Magenkarzinomen ist die Bestimmung des HER2/neu-Rezeptors ebenfalls erforderlich, da etwa 30 % der Magenkarzinompatienten einen HER2/neu-Status 3+ aufweisen und mit Herceptin erfolgversprechend behandelt werden können.

Beim Kolonkarzinom spielt das Protoonkogen K-RAS eine große Rolle. Liegt eine Mutation des K-RAS-Gens vor, ist eine Therapie mit Antikörpern nicht erfolgversprechend, liegt ein Wildtyp des K-RAS-Gens vor, können die Patienten deutlich von einer Antikörpertherapie profitieren.

Beim Bronchialkarzinom werden die Krebszellen auf den epidermalen Wachstumsfaktor (EGFR) untersucht. Liegt der Rezeptor in einer mutierten Form vor, ist in der Erstlinientherapie mit einem guten Ansprechen auf einen Tyrosinkinaseinhibitor zu rechnen.

Beim malignen Melanom spielt die Bestimmung des BRAF-Gens eine große Rolle. Bei Vorliegen einer Mutation existiert neuerdings eine Behandlungsmöglichkeit mittels eines oralen Antikörpers.

4 Therapieziele

Die Therapieziele im Bereich Hämatologie und Onkologie sollten am Anfang jeden therapeutischen Vorgehens stehen.

Liegt ein Tumor vor, der heilbar ist, oder ist der Tumor bereits so weit fortgeschritten, dass eine tumorspezifische Therapie gar nicht mehr möglich ist?

Die Therapieziele sind wie folgt definiert:

- *Adjuvante Therapien:* Der Patient ist nach der Operation sowohl klinisch als auch von Seiten der apparatetechnischen Diagnostik tumorfrei. Allerdings liegt ein deutlich erhöhtes Risiko vor, dass bereits nicht nachweisbare Mikrometastasen vorhanden sind, die im Laufe der Zeit zu klinisch manifesten Metastasen heranwachsen können. Ziel jedes adjuvanten Therapieverfahrens (Chemotherapie, Strahlentherapie, Antikörpertherapie) ist es, diese Mikrometastasen frühzeitig zu vernichten.
- *Neoadjuvante Therapien:* Hierfür wird auch der Begriff primär systemische Therapie verwendet. Diese Therapien werden vor einer geplanten OP durchgeführt. Sie dienen nicht nur zur Elimination von Mikrometastasen, sondern können, unter Umständen, auch den Primärtumor und somit den operativen Eingriff verkleinern. Zusätzlich kann nach der OP am histologischen Präparat nachgewiesen werden, ob die Zytostatika bzw. die Strahlentherapie zum Zelluntergang geführt haben (Nekroserate).
- *Kurative Therapien:* Durch dieses Therapieverfahren soll eine Heilung des Tumorleidens herbeigeführt werden (z.B. Knochenmarktransplantation).

- *Palliative Therapien:* Sie setzen ein von Anfang an nicht heilbares Tumorleiden voraus. Ziel der palliativen Therapie ist eine Lebensverlängerung und vor allem Erhaltung bzw. Verbesserung der Lebensqualität. Abzugrenzen vom Begriff der palliativen Therapie ist die sogenannte Palliativmedizin, die nicht mehr die Lebensverlängerung, sondern einzig und allein die Verbesserung der Lebensqualität des Patienten zum Ziel hat.
- *Supportive Therapien:* Unter supportiven Therapiemaßnahmen verstehen wir tumorunspezifische Therapien wie z.B. Schmerztherapie, Ernährungstherapie, psychotherapeutische Verfahren und auch Mal- und Kunsttherapie sowie Atemtherapie. Diese Therapieverfahren dienen ausschließlich zur Verbesserung der Lebensqualität und haben auf das eigentliche Tumorwachstum keinen Einfluss.
- *Alternative oder komplementäre Therapiemaßnahmen:* Alternative Therapien sind die Therapien, die nicht unter die schulmedizinisch anerkannten Behandlungsverfahren fallen und deren Effekt nicht im Rahmen anerkannter Studien nachgewiesen werden konnte.

5 Therapiemöglichkeiten

Die Therapiemöglichkeiten unterscheiden sich in den Bereichen Onkologie und Hämatologie.

In der Onkologie, also in der Therapie der soliden Tumoren, steht in den meisten Fällen die Chirurgie, also die operative Entfernung des Tumors im Vordergrund. Ein Brustkrebs wird genau wie z.B. ein Darmtumor operativ entfernt. Chemotherapie, Antikörpertherapie oder Strahlentherapie sind, wie wir im Weiteren sehen werden, weitere Therapiemöglichkeiten.

In der Hämatologie haben operative Eingriffe eine eher untergeordnete Bedeutung. Eine Leukämie wird aus dem Blut oder aus dem Knochenmark diagnostiziert.

Bei Lymphknotenerkrankungen wird eine Lymphknoten-Probeexzision (Lymphknoten-PE) zur Sicherung der Diagnose erforderlich. Keinesfalls lässt sich eine bösartige Lymphdrüsenerkrankung durch Entfernung aller Lymphknoten heilen.

Bei hämatologischen Erkrankungen stehen als Therapieoptionen Chemotherapie und Antikörpertherapie an erster Stelle. Vor jedem geplanten Tumortherapiekonzept sollte das Krankheitsbild des Patienten in einer Tumorkonferenz besprochen werden, um das optimale Vorgehen festlegen zu können.

Operative Verfahren

Das operative Vorgehen richtet sich nach dem Sitz des Tumors. Ganz entscheidend ist, dass Tumoroperationen von in der Tumorchirurgie erfahrenen Chirurgen vorgenommen werden.

In großen statistischen Untersuchungen konnte z. B. belegt werden, dass das Überleben von Rektumkarzinom-Patienten entscheidend vom Operateur abhängt. Für manche Operationen, z. B. Hirntumoren oder Knochentumoren, sollten die Patienten in spezielle Zentren überwiesen werden. Ziel jedes operativen Eingriffes ist es, den Tumor vollständig zu entfernen, also eine R0-Situation zu erreichen. Leider kann dieses Ziel keineswegs immer erreicht werden.

Medikamentöse Therapie

Chemotherapie

Chemotherapie, auch zytostatische Therapie genannt, beinhaltet eine Therapie mit chemischen Substanzen. Zum Beispiel ist eine antibiotische Therapie durchaus auch eine Chemotherapie.
In der Hämatologie und der Onkologie bedeutet Chemotherapie eine Therapie mit zytostatisch wirkenden Medikamenten. Auch hier finden wir im Wort „Zytostatika" sowohl die alten Griechen als auch die alten Römer wieder. Zytostatika leitet sich ab von „zytos" = die Zelle, die Höhlung, das Gefäß (griechisch) und „stare" = stehen (lateinisch).

Also ist das Ziel der Zytostatika, das Zellwachstum zum Stehen zu bringen, anders ausgedrückt, einen Wachstums-Stopp zu erreichen. Die chemotherapeutischen Substanzen werden sowohl in der kurativen, der neoadjuvanten und der adjuvanten als auch in der palliativen Situation eingesetzt.

Um die Wirkungsweise der Zytostatika zu verstehen, müssen wir einen Blick auf den Zellzyklus und die Zellteilung (= Mitose) werfen.

Der Zellzyklus gliedert sich in verschiedene Abschnitte = Phasen:
– *G1-Phase:* Normaler Zellalltag = normale Arbeitsphase.
– *S-Phase* (= Synthese-Phase): Verdoppelung der DNS (= Desoxyribonukleinsäuren = Erbmaterial).

– *Mitose-Phase* = Zellteilung. Die Zellteilung wurde erstmals von einem Wissenschaftler namens *Flemming* 1882 beschrieben. In der Mitose verdoppelt sich der Chromosomensatz, danach wird die Zelle geteilt und es resultieren aus der Mitose zwei neue, identische Zellen. Die Zytostatika greifen vor allem in der Mitose-Phase ein. Damit sind die Zellen, die sich besonders schnell teilen (G3-Tumoren) natürlich viel anfälliger als die Zellen, die sich vor allem in der G1- oder S-Phase befinden. Damit sind alle G3-Tumoren (schnell wachsende Tumoren) wesentlich besser mit Chemotherapie behandelbar als G1-Tumoren (langsam wachsend).

Wir merken uns also:
Zytostatika wirken vor allem auf proliferierende (= sich teilende) Zellen (Proliferations-Phase).

Alle nicht proliferierenden Zellen, also alle Zellen in der Ruhe-Phase (G1- und S- Phase), die natürlich auch im Tumor vorhanden sind, sprechen auf die Chemotherapie oft nicht ausreichend an. Wir müssen also warten, bis diese ruhenden Zellen in die Proliferations-Phase geraten und genau dann eine erneute Chemotherapie verabreichen.

Hieraus resultiert die stoßweise verabreichte Chemotherapie, dabei richten sich die Chemotherapiezyklen, deren Abstand (= Intervall) und Anzahl nach dem jeweiligen Tumor. Optimales Therapieansprechen wird dann erreicht, wenn nach jedem Chemotherapiezyklus die Tumormasse abnimmt (= Reduktion), bis der Tumor schließlich ganz verschwindet.

Leider kann der Tumor aber auch eigene Abwehrkräfte gegen die Chemotherapie entwickeln und so gegen sie resistent werden (Zytostatikaresistenz). Im Extremfall kann der Tumor sogar unter Chemotherapie wachsen – Tumorprogress.

Um das Verhalten des Tumors unter Chemotherapie engmaschig kontrollieren zu können, führen wir daher Staging-Untersuchungen (= Kontrolluntersuchungen) nach einer gewissen Zahl von Chemotherapiezyklen durch (meist nach dem 2. oder 3. Zyklus). Auf diese Art und Weise kann bei auftretender Resistenz die Chemotherapie entweder abgesetzt oder umgestellt werden.

Da durch die Chemotherapie alle schnell wachsenden Zellen geschädigt werden, leiden natürlich nicht nur die Tumorzellen, sondern auch die gesunden Körperzellen. Vor allem schnell wachsende Zellen (z.B. Haarzellen, Knochenmarkstammzellen) werden geschädigt. Daraus resultiert ein Teil der oft so gefürchteten Nebenwirkungen der Chemotherapie, die im weiteren Verlauf noch genau vorgestellt werden.

Hormontherapie

Die Hormontherapie wird sowohl in adjuvanter Absicht als auch in palliativer Therapieabsicht eingesetzt. Insbesondere beim Mammakarzinom und Prostatakarzinom spielt sie im Therapieablauf eine wesentliche Rolle. Wir wollen uns daher vor allem mit der Hormontherapie bei diesen beiden Tumoren beschäftigen.

Beim Mammakarzinom ist entscheidend, ob der Tumor hormonrezeptorpositiv oder -negativ ist. Dies wird vom Pathologen festgestellt, indem er Progesteron- und Östrogenrezeptoren auf der Zelloberfläche bestimmt.

Man unterscheidet auf einer Skala von 0 bis 12:

0 = negativ (kein Rezeptornachweis);
12 = deutlich positiv (+++).

Ergänzend zur TNM-Klassifizierung gibt man den Grad der Positivität an, indem man hinter dem entsprechenden Buchstaben „Ö" = Östrogen, „P" = Progesteron, eine Zahl der Skala 0–12 hinzufügt (z.B. Ö (6/12); P (0/12)).

An den Hormonrezeptoren auf den Tumorzellen kann körpereigenes Progesteron oder Östrogen andocken und so zum Tumorwachstum führen. Um dieses zu verhindern, existieren zwei prinzipielle Therapiemöglichkeiten in der Hormontherapie.

Medikamentöse Therapie

Unterdrückung der körpereigenen Hormonproduktion

Bis vor einigen Jahren wurde die körpereigene Hormonproduktion durch eine operative Entfernung der Ovarien (Ovarektomie) oder eine Bestrahlung der Ovarien ausgeschaltet. Damit wurden auch junge Frauen in eine frühe, irreversible (= endgültige) Postmenopause (Zeit nach den Wechseljahren) versetzt, welche im Verlauf ihres Lebens natürlich zu einer verfrühten Osteoporose führte und eine, für die Frauen auch belastende, Sterilität zur Folge hatte.

Heute stehen uns Hormone zur Verfügung, die wie OP und Bestrahlung zu einer Ausschaltung der Ovarien führen. Allerdings ist diese Ausschaltung reversibel, d.h. nach Absetzen der Hormontherapie nehmen die Ovarien ihre normale Funktion wieder auf.

Die Medikamente, die diesen Vorgang bewirken heißen GnRH-Analoga (Gonadotropin-Releasing-Hormon-Analoga). Die zwei meistbenutzten Medikamente sind Goserelin (Zoladex®) und Leuprorelin (Enantone®). Gonadotropin-Releasing-Hormone werden im Gehirn (Hypothalamus) gebildet.

Die hormonelle Produktion in den Ovarien (Eierstöcken) wird in der Hypophyse (Hirnanhangsdrüse) über die Ausschüttung des FSH (follikelstimulierendes Hormon) gesteuert. Dieser Weg wird über die GnRH-Analoga unterbrochen.

Die GnRH-Analoga können nur bei prämenopausalen Frauen (Frauen, die ihre Periodenblutung noch haben) eingesetzt werden. Die Verabreichung erfolgt vierwöchentlich als Depot s.c.

Ausschaltung der Wirkung körpereigener Hormone

Es gibt Medikamente, die die Interaktion zirkulierender Hormone mit ihren entsprechenden Rezeptoren behindern. Diese Medikamente wirken direkt an den entsprechenden Tumorzellen. Sie werden bis auf Fulvestrant (Faslodex®) sowohl in der adjuvanten als auch palliativen Situation eingesetzt.

Beispiele sind:

- *Antiöstrogene:* Antiöstrogene wirken über eine Hemmung des Zellstoffwechsels in den Tumorzellen. Das bekannteste Medikament heißt Tamoxifen (Handelsnamen: z.B. Nolvadex, Tamoxifen) und wird in einer Dosis von 20 mg täglich als Tablette eingenommen. Es wurde 1973 erstmals in Großbritannien zugelassen.
  Ein Antiöstrogen, das nur in der Zweitlinientherapie eingesetzt wird, ist das Medikament Fulvestrant (Faslodex®); es wird i.m. gegeben.
- *Aromatasehemmer:* Die Aromatasehemmer wirken über eine Hemmung der Östrogenproduktion im peripheren Gewebe und in der Tumorzelle.
  Ihre bekanntesten Vertreter sind Anastrozol (Arimidex®), Dosierung: 1 mg/Tag, Exemestan (Aromasin®), Dosierung: 25 mg/Tag und Letrozol (Femara®), Dosierung: 2,5 mg/Tag.

In einigen Fällen können GnRH-Analoga mit Tamoxifen oder Aromatasehemmern kombiniert werden.

In der Therapie des Prostatakarzinoms haben die GnRH-Analoga ebenfalls ihren Platz. Sie wirken ähnlich wie bei den Ovarien über eine zentrale Hemmung und führen zu einem Stopp der Androgenproduktion im Hoden. Es handelt sich hier um eine medikamentöse Orchiektomie (= Entfernung der Hoden).

Die Antiandrogene wirken wiederum an den Tumorzellen des Prostatakarzinoms, indem sie die androgenbedingte Proliferationsstimulation der Prostata-Epithelzellen unterdrücken. Im Gegensatz zum Mammakarzinom werden die Hormontherapien im Allgemeinen beim Prostatakarzinom nur bei metastasierten Tumoren eingesetzt.

Die Hormontherapie findet weiteren Einsatz beim Nierenzellkarzinom (Tamoxifen) und Endometriumkarzinom (Megestrolacetat, Megestat®).

Antikörpertherapie

Erst seit wenigen Jahren verfügen wir über ein neues Konzept in der Therapie maligner (= bösartiger) Erkrankungen – die Antikörpertherapie.

Die zurzeit am meisten eingesetzten Antikörper heißen:

- Alemtuzumab (MabCampath®): CLL
- Catumaxomab (Removab®): intraperitoneale Behandlung des malignen Aszites
- Cetuximab (Erbitux®): Kolon-/Rektumkarzinom (K-RAS-Wildtyp), HNO-Tumoren
- Denosumab (Xgeva®): metastasiertes Mammakarzinom
- Ipilimumab (Yervoy®): malignes Melanom
- Ofatumumab (Arzerra®): CLL
- Panitumumab (Vectibix®): Kolon-/Rektumkarzinom (K-RAS-Wildtyp)
- Rituximab (MabThera®): vor allem beim malignen Lymphom, CLL
- Trastuzumab (Herceptin®): Mammakarzinom

Was verstehen wir unter Antikörpern?

Antikörper (kleine Eiweißmoleküle) wurden erstmals Ende des 19. Jahrhunderts von *Emil von Behring* (1854–1917) und *S. Kitasato* (1856–1931) beschrieben (Tetanus bei Kaninchen). Während diese beiden Forscher sich noch auf die reine Infektabwehr beschränkten, erkannte *Paul Ehrlich* (1854–1918) erstmals die Möglichkeit, Antikörper zur Zerstörung bösartiger Tumoren einzusetzen. Er sprach damals von „Zauberkugeln", die in der Lage sein sollten, Tumorzellen zu zerstören. Heute ist es soweit!

Die Wirkungsweise der Antikörper entspricht der eines „Schlüssel-Schloss-Prinzips". Zu jedem Antikörper gehört ein Antigen. Antigen und Antikörper passen exakt zusammen, wie eben der Schlüssel in die Haustür.

Das Antigen wird gelegentlich auch Rezeptor genannt. Die Antigene können auf der Zellwand oder auch in der Zelle sitzen. Aber wie ist denn so ein Antikörper aufgebaut?

Vom Ankreuzen der Laborkarten kennt man die Immunglobuline (IgA, IgG, IgE, IgM). Das Antikörpermolekül gehört zur IgG-Klasse. Um zu wirken, braucht der Antikörper ein Antigen, gegen das er sich richtet (Schlüssel-Schloss-Prinzip).

Um am Antigen andocken zu können, besitzen die Antikörper zwei kleine Fühler – die sogenannten Antikörperbindungsregionen oder auch FAB-Regionen genannt. Mithilfe dieser FAB-Regionen heftet sich der Antikörper ans Antigen und wird nun über einen anderen Teil des Antikörpermoleküls, die sogenannte FC-Region, aktiv (Effektor-Funktion).

Mithilfe dieser FC-Region setzen die Antikörper einen Effektormechanismus in Gang. Sie können zum einen Killerzellen und Makrophagen anlocken, die das die Zelle tragende Antigen töten und auffressen, zum anderen setzen sie das sogenannte Komplement-System, ein weiteres Abwehrsystem des Körpers, in Gang.

Das ist aber noch nicht alles – Antikörper können über die Bindung ans Antigen auch Abläufe im Zellinneren so beeinflussen, dass letztlich ein Zelltod (= Apoptose) resultiert. Antikörper können alleine oder in Kombination mit Chemotherapie oder Strahlentherapie eingesetzt werden.

Zur Therapie maligner Erkrankungen ist die Kombination Antikörper-/Chemotherapie deutlich wirksamer als die Antikörpertherapie allein.

Während Antikörper anfangs in kurativer Absicht (Lymphome) und palliativer Absicht (Kolon-/Rektumkarzinome) eingesetzt wurden, ist seit Juli 2006 der Einsatz in der adjuvanten Situation (nämlich in Form von Herceptin®) zur Verhinderung der Metastasenentstehung nach Brustkrebs erlaubt.

In der Therapie des Kolon-/Rektumkarzinoms und von HNO-Tumoren findet neuerdings Erbitux in Kombination mit der Strahlentherapie seinen Einsatz.

Angiogenesehemmer

Sehr moderne Therapieverfahren stellen die Hemmung der Angiogenese der Tumorzellen und die sogenannten Tyrosinkinaseinhibitoren dar (Inhibitor = Hemmer).

Angiogenese bedeutet Gefäßneubildung. Die Angiogenese ist besonders deutlich beim Embryo ausgeprägt, der seine ganzen Blutgefäße neu entwickeln muss. Aber auch ein Tumor besitzt Möglichkeiten, die Angiogenese zu steigern, denn ohne Bildung neuer Gefäße, ohne ständige neue Gefäßeinsprossung in den Tumor würde dieser ja nicht ausreichend mit Sauerstoff versorgt und in kurzer Zeit absterben. Dieses Tumorabsterben durch Sauerstoffmangel ist genau das Ziel der neuen Angiogenesehemmer.

Die Funktionsweise der Angiogenesehemmer verläuft auch wieder über einen Rezeptor – den VEGF-Rezeptor, der sich auf den Tumorzellen befindet (= vascular endothelial growth factor). Das im Blut zirkulierende VEGF bindet sich an den Rezeptor der Tumorzellen und führt nicht nur zum Tumorzellwachstum, sondern auch zur Neubildung von Blutgefäßen, der Angiogenese. Die Angiogenesehemmer binden sich ihrerseits an den VEGF-Rezeptor auf den Tumorzellen und verhindern so die Wirkung des körpereigenen VEGF.

Der zurzeit zugelassene Angiogenesehemmer heißt Bevacizumab (Avastin®) und wird mit großem Erfolg bei Kolon- und Rektumkarzinomen eingesetzt.

Er ist vor Kurzem auch für die Therapie des Mamma- und Bronchialkarzinoms zugelassen worden. Die Gabe von Bevacizumab erfolgt als i.v. Infusion.

Tyrosinkinasehemmer

Tyrosinkinasehemmer (Tyrosinkinaseinhibitoren) wirken über eine Hemmung der Tyrosinkinase in den Tumorzellen. Die Tyrosinkinase ist eine Art Katalysator, dessen Hemmung bewirkt, dass eine Tumorzelle nicht mehr unkontrolliert weiterwachsen, sondern wieder wie eine normale Zelle ausreifen und damit auch sterben kann. Tyrosinkinasehemmer werden in Tablettenform verabreicht und bereits bei unterschiedlichen Erkrankungen eingesetzt.

Die zurzeit verfügbaren Tyrosinkinasehemmer heißen:

- Dasatinib (Sprycel™): CML, ALL
- Erlotinib (Tarceva®): nicht kleinzelliges Bronchialkarzinom, Prostatakarzinom
- Gefitinib (Iressa®): nicht kleinzelliges Bronchialkarzinom
- Imatinib (Glivec®): CML, ALL und GIST-Tumoren
- Lapatinib (Tyverb®): metastasiertes Mammakarzinom
- Nilotinib (Tasigna®): CML
- Pazopanib (Votrient®): Nierenzellkarzinom
- Sorafenib (Nexavar®): Nierenzellkarzinom, Prostatakarzinom und hepatozelluläres Karzinom
- Sunitinib (Sutent®): Nierenzellkarzinom und GIST-Tumoren
- Vemurafenib (Zelboraf®): malignes Melanom

Orale Tyrosinkinasehemmer haben in den letzten 2–3 Jahren den Markt erobert. Das wohl bekannteste Medikament ist Imatinib (Glivec®). Glivec hat zu einer völligen Umstellung der Therapie der chronisch myeloischen Leukämie geführt. Die meisten Patienten müssen nun nicht mehr knochenmarktransplantiert werden, sondern können allein durch Glivec-Gabe in eine komplette zytogenetische Remission kommen. Die Dosis beträgt in der Regel 400 mg pro Tag und wird 1-mal täglich genommen. Zu beachten ist, dass vor allem auch nach dem Erreichen einer Remission Glivec weitergegeben werden muss, da sonst mit einem raschen Rezidiv (= Wiederauftreten der Leukämie) zu rechnen ist. Weitere Indikationen zur Glivec-Einnahme sind die akute lymphatische Leukämie und die sogenannten GIST-Tumoren.

Unter Glivec können eine Reihe von Nebenwirkungen auftreten, von denen sich am häufigsten Ödeme im Bereich der Augen, Knochenschmerzen und Hautausschlag zeigen. Zusätzlich sollten Blutbildkontrollen erfolgen, um eine frühzeitige Panzytopenie (= Leukopenie, Thrombopenie und Anämie) zu erkennen. Die Nebenwirkungen sind in der Regel nicht so ausgeprägt, dass sie zum Absetzen des Medikamentes führen. Eine neuerdings beschriebene Nebenwirkung ist die Entwicklung von Schäden im Bereich des Herzmuskels, sodass bei gefährdeten Patienten eine regelmäßige Herzechokontrolle empfohlen wird.

Wichtig ist zu wissen, dass der Glivec-Spiegel im Blut durch mehrere Medikamente (z.B. Erythromycin) erhöht werden kann, vor allem aber auch durch Trinken von viel Grapefruitsaft, eine Tatsache, die den meisten Patienten nicht bekannt ist. Ein erniedrigter Glivec-Spiegel kann durch Antiepileptika (z.B. Carbamazepin) auftreten, aber vor allem auch dadurch, dass Patienten Johanniskraut einnehmen.

Erlotinib (Tarceva®)
Erlotinib ist ein neuer Tyrosinkinasehemmer, der zurzeit erfolgreich bei nicht kleinzelligem Bronchialkarzinom und beim Pankreaskarzinom eingesetzt wird. Er wird 1-mal täglich verabreicht. Nebenwirkungen sind vor allem Hautausschlag und Akne, hin und wieder eine Mukositis, Diarrhöen und gelegentlich ein Hypertonus.

Gefitinib (Iressa®)
Gefitinib ist seit Januar 2010 zur Therapie des Adenokarzinoms der Lunge zugelassen. Voraussetzung für die Gabe ist ein positiver HER2/neu-Status, First-line-Therapie und Kombination mit einer Chemotherapie. Das Nebenwirkungsprofil entspricht dem des Erlotinib.

Lapatinib (Tyverb®)
Lapatinib ist ein Kinasehemmer beim metastasierten HER2/neu-positiven Mammakarzinom. Die Zulassung für Lapatinib besteht

in Kombination mit Xeloda als Folgetherapie nach Herceptin, Taxanen und Anthrazyklin. Lapatinib wird in Tablettenform verabreicht und zeichnet sich vor allem durch die Fähigkeit aus, die Bluthirnschranke zu überwinden. Damit ist Lapatinib vor allem in der Therapie von Hirnmetastasen wirksam. Nebenwirkungen können in Form einer reduzierten Pumpfunktion des Herzens, als Hand-and-foot-Syndrom oder als Diarrhö/Übelkeit auftreten. Auch bei Lapatinib sollte – wie bei allen anderen Tyrosinkinasehemmern – auf Johanniskraut und Grapefruitsaft verzichtet werden.

Vemurafenib (Zelboraf®)
Aktuell zugelassen wurde der erste zielgerichtete BRAF-Inhibitor Vemurafenib. Die Substanz setzt eine BRAF-V600-Mutation voraus und kann bei Patienten mit nicht resezierbarem oder metastasiertem Melanom eingesetzt werden. Die Gabe von Vemurafenib erfolgt als Filmtablette in einer Dosis von je 4 Tabletten, 2 × täglich.

Die häufigsten Nebenwirkungen, die unter Vemurafenib auftreten, sind: Arthralgien, Fatigue-Syndrom, verstärkte Lichtempfindlichkeit der Haut, gelegentlich QT-Zeit-Verlängerung, Hauttumoren.

mTor-Inhibitoren

- Everolimus (Afinitor®): Nierenzellkarzinom
- Temsirolimus (Torisel®): Nierenzellkarzinom

Interferon und Interleukin

Eine weitere Therapieoption bei der Therapie maligner Tumoren bilden zwei im Grunde körpereigene Substanzen: die Interferone und das Interleukin IL-2.

Neben einer Hemmung des Tumorwachstums können vor allem die Interferone Tumorzellen markieren und so zu deren Zerstörung beitragen. Interferon wird heute vor allem beim Nierenzellkarzinom, malignen Melanom und einigen, bösartigen Bluterkrankungen

(z. B. essenzielle Thrombozythämie, Polycythaemia vera) eingesetzt. Es kann als Hochdosistherapie (intravenös) oder als Erhaltungstherapie (subkutan) verabreicht werden.

Interleukine finden ihren Einsatz beim Nierenzellkarzinom und malignen Melanom und sind oft mit erheblichen Nebenwirkungen (wie z. B. Fieber und Panzytopenie) verbunden.

Experimentelle Therapiekonzepte
Hierzu gehören Impfungen mit Tumorzellen, die zurzeit vor allem beim malignen Melanom und Nierenzellkarzinom geprüft werden. Abschließende Ergebnisse liegen allerdings noch nicht vor.

Hyperthermie

Ein weiteres Therapiekonzept, welches vor allem in Kombination mit Chemo- und Strahlentherapie eingesetzt wird, ist die Hyperthermie. Hierbei wird im Tumorgebiet eine kontrollierte Temperaturerhöhung auf Werte zwischen 40 und 44 Grad vorgenommen.

Es existieren unterschiedliche Hyperthermieverfahren, die sich nach dem Ausbreitungsmuster der onkologischen Erkrankung richten.

Man unterscheidet Oberflächen- und Tiefenhyperthermie sowie Ganzkörper- und Teilkörperhyperthermie. Bei einigen ausgesuchten Tumoren kann der Einsatz der Hyperthermie, in Kombination mit Chemo- und Strahlentherapie, zu einem verbesserten Ansprechen führen. Allerdings sollten Patienten, die für eine Hyperthermie infrage kommen, ausschließlich an einer Universitätsklinik innerhalb von Studien behandelt werden, da es sich um eine sehr eingreifende und nebenwirkungsreiche Therapieform handelt.

Strahlentherapie

Die Strahlentherapie ist eine sehr effektive Therapiemöglichkeit. Sie kann sowohl in adjuvanter Absicht (z. B. nach OP eines Mammakarzinoms), aber auch in palliativer Absicht (Bestrahlung von

Knochenmetastasen) eingesetzt werden. Häufig wird sie simultan zur Chemotherapie verabreicht. Diese Therapie wird dann Radio-Chemotherapie genannt.

Bei der Bestrahlung handelt es sich meist um Elektronenstrahlen, die im Linearbeschleuniger produziert werden. Durch die Möglichkeit der modernen Durchleuchtungs- und Röntgentechnik können die Gebiete des Körpers, die bestrahlt werden sollen, sehr genau eingestellt werden. So reduziert man die früher so gefürchteten Strahlenschäden auf ein Minimum.

Die genaue Einstellung des Strahlenfeldes gewinnt man mithilfe eines Simulators. Die Strahlenfelder markiert man dann, um nicht vor jeder Bestrahlung eine neue Einstellung durchführen zu müssen. Die Markierungen werden mit wasserdichter Folie abgedeckt, damit der Patient auch in den Wochen, in denen er bestrahlt wird, duschen kann.

Ein besonderes Problem stellt nach wie vor die Bestrahlung im HNO-Bereich und im Ösophagusbereich dar, da die Patienten oft eine solch schwere Mukositis (= Entzündung der Schleimhäute) entwickeln, dass sie parenteral ernährt werden müssen (siehe Kapitel Ernährungstherapie).

Eine besondere Art der Bestrahlung ist die sogenannte stereotaktische Bestrahlung und das Gammaknife. Mit beiden Verfahren können einzelne Metastasen, z. B. im Gehirn oder in der Leber, gezielt vernichtet werden, ohne dass das gesamte Organ bestrahlt werden muss.

Einen ähnlichen Einsatz bietet auch die sogenannte Hyperfrequenzablation, bei der mit hochfrequenten Schallwellen Metastasen vernichtet werden können.

Bei nuklearmedizinischen Verfahren werden kleine, strahlende Partikel in die Blutbahn des Patienten injiziert. Diese Partikel lagern sich im Tumorgewebe an und zerstören so den Tumor direkt vor Ort. Dieses Verfahren wird vor allem bei bösartigen Schilddrüsentumoren oder bei den seltenen Karzinoiden (sehr stoffwechselaktive Tumoren) eingesetzt.

Ein völlig neues Verfahren stellt die SIRT dar. Dies ist die Abkürzung für „selective internal radiation therapy". Dieses Verfahren wird fast ausschließlich bei Leberzellkrebs oder Lebermetastasen eingesetzt, wenn z. B. OP oder Chemotherapie nicht mehr genügend Erfolg bringen. Bei der SIRT werden radioaktive Partikel, die Yttrium-90 enthalten, direkt in die Lebergefäße injiziert und führen zu einer lokalen Bestrahlung des Tumorgewebes. Nur wenige Patienten kommen für diese Therapie infrage.

Alternative und komplementäre Therapiemaßnahmen

In der Therapie krebskranker Menschen erfährt die Schulmedizin, trotz der durch sie erreichten Erfolge bezüglich Lebensqualität, Überleben, Palliativ- und Supportivmedizin, immer wieder große Kritik. Hier stehen vor allem die durch die schulmedizinischen Therapien hervorgerufenen Nebenwirkungen im Vordergrund. Die natürliche Angst des Patienten wird durch die von Medien aufgegriffenen Horrorgeschichten weiter geschürt und verbreitet. Zudem besteht der verständliche Wunsch des Krebskranken und seiner Angehörigen und Freunde, selbst etwas für sich zu tun, um seine manchmal aussichtslose Lage zu verbessern. Die Suche nach Hoffnung – in einer verzweifelten Situation – gibt der Alternativmedizin genügend Raum, sich zu etablieren.

Alternativ ist vom lateinischen Wort „alter" abgeleitet, das hier die Bedeutung von „verschieden" hat. Das bedeutet, dass die sogenannten alternativen Behandlungsangebote verschieden zu denen der sogenannten Schulmedizin sind. Im Gegensatz zur Schulmedizin liegen für die alternativen Behandlungsangebote in der Regel keine Ergebnisse von Behandlungsstudien vor, die nach wissenschaftlichen Kriterien durchgeführt werden. Die Wirksamkeit der alternativen Behandlungsangebote wird dagegen häufig durch zahlreiche Fallbeispiele oder vergleichende Untersuchungen an nur wenigen Personen belegt, die einer wissenschaftlichen Überprüfung nicht standhalten, oder auch durch den Verweis auf jahrtausendlange Erfahrung, die vor allem für fernöstliche Therapien in Anspruch genommen wird. Der Goldstandard (der als bester anerkannte Standard) für den Wirksamkeitsnachweis der schulmedizinischen Therapien ist die „prospektive, randomisierte Behandlungsstudie", bei der nach genauer Festlegung eines Prüfplanes eine ausreichend große Anzahl von Patienten zufällig den zu überprüfenden Behandlungen zugeteilt wird und die Ergebnisse dann miteinander verglichen werden. Bei der Planung einer solchen Studie müssen international anerkannte strenge Regeln eingehalten werden (z.B. Good Clinical Practice, Deklaration von Helsinki) und die Genehmigung zur Durchführung der Studie von einer „Ethikkommission" eingeholt werden.

Neben der Alternativmedizin finden wir den Begriff der komplementären Medizin. Komplementär ist vom lateinischen Wort „complementum" = Ergänzung abgeleitet und bedeutet ergänzend zu schulmedizinischen Behandlungen. Komplementäre Maßnahmen werden von vielen Betroffenen angewandt. Die wichtigsten Gründe, sich für alternative und komplementäre Methoden zu entscheiden, sind nach *W. F. Jungi* der verständliche Wunsch, einen eigenen Beitrag bei der Behandlung zu leisten, zusätzlich zur Schulmedizin alles zu versuchen, mit „unschädlichen", „natürlichen" Mitteln die Nebenwirkungen der Schulmedizin zu mildern und die körpereigene Abwehr zu stärken. Dabei spielen die vorhandene Angst des Erkrankten sowie die von den Herstellern/Vertreibern der Präparate und Massenmedien geweckten Hoffnungen und Wunderglauben eine wichtige Rolle. Außerdem ist zu berücksichtigen, dass selbst im Falle nachgewiesener Wirksamkeit auf gewisse Laborwerte der Nutzen für die Patienten selbst noch nicht ausreichend belegt ist.

Beide Methoden, die alternative und die komplementäre Medizin, werden unter dem Begriff CAM (complementary and alternative medicine) zusammengefasst. Ein weit verbreiteter Irrtum besteht darin, dass alle alternativen und komplementären Therapien keine oder nur geringe Nebenwirkungen besitzen.

Zu den komplementären Verfahren zählen z.B. Massagetechniken, psychotherapeutische Verfahren wie auch Hypnose, Verhaltenstherapie, Entspannungstechniken, Musiktherapie, Akupunktur, die Gabe von Vitaminen und Spurenelementen, teilweise in hochdosierter Form, Nahrungsergänzungsmittel sowie Physiotherapie als eigentlich schulmedizinische Methode (Deng et al. 2005).

Um die Alternativmedizin zu verstehen und die uns anvertrauten Patienten darüber adäquat informieren und beraten zu können, müssen wir uns ein wenig mit Wortkunde sowie mit Magie und Mystik beschäftigen. Viele alternative Therapiemaßnahmen benutzen das Wort „Natur" (natürlich heilen, Naturheilkunde) und legen damit ein altes medizinisches Sprichwort zugrunde: „Natura sanat, medicus curat" (Die Natur heilt, der Arzt behandelt). Unter dem positiven Aspekt Natur, insbesondere im Zusammenhang mit heilen – wird dem Patienten ein falsches Bild, nämlich das Bild eines natürlich heilenden Prozesses (ohne Nebenwirkungen) vorgegaukelt. Der grausame, verletzende Aspekt der Natur – die „natura violans" – wird sorgfältig unter den Tisch gekehrt.

Verfolgt man die Werbekampagnen alternativer Heilmethoden, werden diese häufig im Zusammenhang mit Naturbildern dargestellt, z. B. ein Bioresonanzgerät im blühenden Kornfeld, eine glücklich vereinte Familie im Grünen mit dem Hinweis auf ein Medikament. Genau an diese Sichtweise der Natur schließen sich Magie und Mystik an, die, wie wir sehen werden, grundsätzliche Säulen der alternativen Therapiemaßnahmen darstellen.

Magisches Denken kommt, im Gegensatz zu logischem Denken, dem Krebskranken in seiner verzweifelten Situation zugute. Logisches Denken würde heißen, die Krebskrankheit und deren Verlauf zu akzeptieren, sie bis zu ihrem bitteren Ende zu durchdenken. Magisches Denken dagegen gibt dem Kranken die Möglichkeit, der Gewissheit zu entrinnen, denn wie der amerikanische Kulturanthropologe *Malinowski* treffend beschreibt: „… entspricht Magie einer Wunschvorstellung; sie ist ein irrationaler, symbolischer Versuch, unkontrollierbare Vorgänge zu beeinflussen." Hiermit ist das Ziel vieler alternativer Therapiemaßnahmen treffend geschildert.

Der magisch/mystische Aspekt medizinischen Handelns zieht sich durch die gesamte Medizingeschichte und erfährt in der heutigen Alternativmedizin einen neuen Höhepunkt.

Zwei Prinzipien lassen sich hier nachvollziehen:

☐ Prinzip: Teil eines Ganzen
☐ Prinzip: Gleiches bewirkt Gleiches

Veranschaulichen wir dies an zwei Beispielen:

Irisdiagnostik	Prinzip: Teil eines Ganzen;
Misteltherapie	Prinzip: Gleiches bewirkt Gleiches (Mistel ist ein Schmarotzer/Krebs ist ein Schmarotzer – daraus folgt: Mistel heilt Krebs).

Unter Berücksichtigung der magischen Denkweise ist es nicht verwunderlich, dass Erhebungen in den verschiedensten Regionen der westlichen Welt darauf hinweisen, dass etwa 50 % der Patienten im Laufe einer Tumorerkrankung auch nichtschulmedizinische Behandlungsmethoden anwenden.

Der Wunsch eines Patienten nach einem alternativen Therapieverfahren sollte stets ernst genommen werden, da bei alternativen Therapiemaßnahmen durchaus mit Nebenwirkungen zu rechnen ist. Das ist im Bereich der alternativen Therapiemaßnahmen, die häufig nur eine sehr fragliche Wirksamkeit aufweisen, von besonderer Bedeutung, da nur dann das Auftreten von Nebenwirkungen grundsätzlich akzeptabel ist, wenn eine sichere Wirksamkeit eines Präparates unterstellt werden kann. In einer gemeinsamen Stellungnahme der Deutschen Krebsgesellschaft, der Deutschen Gesellschaft für Hämatologie und Onkologie sowie der Deutschen Gesellschaft für Pädiatrische Onkologie und Hämatologie zum Thema „Moderne Krebsbehandlung: Wissenschaftlich begründete Verfahren und Methoden mit unbewiesener Wirksamkeit" findet sich folgender Warnhinweis: „Unsere noch ungenügenden Kenntnisse über die verschiedenen Abwehrmechanismen sollten den

Ärzten größte Zurückhaltung in der unkritischen Anwendung von Verfahren zur ‚Abwehrsteigerung' auferlegen. Eingriffe in das Immunsystem können für den Patienten nicht nur günstig, sondern auch schädigend sein."

Ein weiterer, wesentlicher Gesichtspunkt sind die Kosten der alternativen/komplementären Therapiemaßnahmen, die in der Regel nicht von den Krankenkassen getragen werden. *Pfeiffer* et al. schlagen in ihrem Lehrbuch „Onkologie/Konventionelle und komplementäre Verfahren" eine Kostenbewertung vor, die in die Gesamtbewertung eines komplementären Medikamentes einbezogen werden sollte.

Die Kostenbewertung wird in drei Gruppen eingeteilt:

- ☐ weniger als 50 Euro pro Monat
- ☐ zwischen 50 und 250 Euro pro Monat
- ☐ und mehr als 250 Euro pro Monat

Es ist insbesondere darauf hinzuweisen, dass viele Patienten befürchten, eine kürzere Lebenserwartung zu haben, weil sie die Kosten für eine alternative Therapie nicht aufbringen können.

Deshalb muss das vorrangige Ziel des Onkologen sein, den Patienten so weit über eine mögliche, alternative Therapie aufzuklären, sodass dieser die Therapie selbst einschätzen und auch ohne Gewissensbisse ablehnen oder beenden kann. Nur so wird es, wenn überhaupt, möglich sein, den Patienten von seinem Vorhaben abzubringen.

Ein besonderes Problem in unserer Informationsgesellschaft ist, dass jeder Patient sehr leicht Zugang hat zu allerlei Publikationen in Printmedien, Funk und Fernsehen sowie über das Internet. Oft sind diese „Informationen" unkritisch und wenig objektiv. Sie bieten offene oder versteckte Werbung für eine bestimmte Methode, ohne jedoch einen plausiblen medizinischen Hintergrund dafür zu liefern, geschweige denn einen Nachweis für eine Wirksamkeit und noch weniger einen Nutzen für den Patienten zu erbringen. Wer lange genug aggressiv wirbt, kann jedes Produkt zum Verkaufsschlager machen (vergleiche: Zigarettenwerbung!).

Dies trifft z.B. für vielfach angebotene „endgültig heilende Methoden" in der adjuvanten Situation zu. Patienten geraten nach lokal saniertem Tumorleiden immer wieder an Wunderheiler, die im Mäntelchen der Wissenschaftlichkeit ihre Verfahren anbieten. Die Patienten müssen dann ihre Ängste und Befürchtungen vor einem ungünstigen oder rezidivierenden Krankheitsverlauf teuer bezahlen. Oft fehlen vertragliche Regelungen über den endgültigen Kostenaufwand. Hier muss der Patient immer nachhaltig beraten werden. Das generelle Problem, dass jeder behandelnde Arzt bei ungünstiger Prognosekonstellation nach sanierender Primärtherapie unter erheblichen Handlungsdruck gerät, darf nicht dazu führen, „adjuvante" Therapien durchzuführen, deren Wirksamkeit nicht belegt ist. Oft noch ausgeprägter ist das von Patienten und/oder Angehörigen ausgehende Behandlungsverlangen in der palliativen Situation. Tendenziell ergibt sich daraus ein Ausweichen auf häufige Verlaufskontrollen, die keine Konsequenzen haben, und Therapien ohne vorhersagbare oder gesicherte Wirkung. Das ärztliche Selbstverständnis setzt jedoch eindeutig voraus, dass jeder Arzt für jede medizinische Handlung auch eine medizinische Indikation nachweisen muss. Im Gegensatz dazu ist in der Gesellschaft die Grundhaltung weit verbreitet, dass alles machbar ist. Aufgabe des beratenden Onkologen ist es, einseitige oder unvollständige Informationen zu korrigieren, zurechtzurücken und zu ergänzen.

Allgemein lässt sich feststellen: Je gefestigter das Vertrauensverhältnis zwischen behandelndem Arzt einerseits und Patient und Angehörigen andererseits ist, umso weniger werden selbsternannte Wunderheiler gefragt sein. Dabei spielen auch Zusammenarbeit und Absprache des Onkologen mit dem Hausarzt des Patienten als seinem persönlichen Berater eine nicht zu unterschätzende Rolle.

Heilungsanspruch?

Im Zusammenhang mit den unkonventionellen Verfahren wird oft von „alternativen Heilmethoden" gesprochen. Das in dieser Nomenklatur integrierte Wort „Heilung" dürfte jedoch in diesem Zusammenhang nicht benutzt werden, da es keinerlei Anhaltspunkte und erst recht keinen Nachweis darüber gibt, dass durch diese Verfahren eine Heilung von Tumorkranken erreicht werden könnte.

In einer prospektiv angelegten Studie wurden in Skandinavien Patienten fünf Jahre lang beobachtet (Risberg et al. 1998). Es wurden zwei Gruppen gebildet: Die eine gab an, unkonventionelle Methoden in Anspruch zu nehmen („User"), die andere Gruppe verneinte dies („Non-User"). Die Überlebenskurven beider Gruppen waren identisch. Wenn durch den Einsatz unkonventioneller Verfahren zusätzliche Heilungen erreicht würden, müssten sich die Überlebenskurven unterscheiden.

Im Folgenden werden einige häufige Beispiele von Therapiemaßnahmen sowohl aus dem alternativen als auch komplementären Bereich angesprochen.

Antioxidanzien

Während der positive Einfluss von Lebensstilfaktoren wie ausreichende Bewegung, Meiden einer Gewichtszunahme nach Erstbehandlung eines Mammakarzinoms und vitaminreiche Ernährung seit Kurzem belegt wurde, ist der Einsatz von Antioxidanzien insbesondere neben einer Chemo- oder Strahlentherapie weiterhin umstritten. Hierzu ist vor Kurzem eine Zusammenfassung im „Journal of Oncology" erschienen, die die derzeitige Studienlage ausführlich darstellt. Es bestehen theoretische Bedenken, dass die Gabe von Antioxidanzien aufgrund der Reduktion freier Radikale die Wirksamkeit der Chemotherapie herabsetzen könnte, der klinische Nachweis einer derartigen Interaktion liegt bisher nicht vor. Zurzeit wird von Ökotrophologen diskutiert, ob die regelmäßige Einnahme von Zink, Selen etc. auf Dauer die normale Resorption anderer Stoffe behindert. Es liegen Hinweise dafür vor, dass eine Selensupplementation die Hämato- und Nephrotoxizität Cisplatin-haltiger Chemotherapieschemata senken könnte, ein Effekt auf die Überlebenszeit wurde aber nicht gefunden. Eine verlässliche Beurteilung der Studienlage ist derzeit nicht möglich, insbesondere da sich auch Zusammensetzung, Dosierung, Timing und Dauer der Supplementation in den Studien sehr unterscheiden.

Phytotherapie

Es entspricht der allgemeinen Auffassung, dass Phytotherapeutika im Gegensatz zu synthetisch erzeugten Substanzen als unschädlich angesehen werden und keine ernsthaften Nebenwirkungen nach sich ziehen. Diese Vorstellung ist leider grundsätzlich falsch.

Pflanzliche Tees können mit Schwermetallen kontaminiert sein. PC-SPES, das zur Behandlung des Prostatakarzinoms eingesetzt wurde, wurde in China hergestellt und enthielt u. a. Diethylstilbestrol und Coumadin, außerdem wurden Anstiege von Leberwerten nach chinesischem Tee beschrieben. Phytotherapeutika interagieren mit dem hepatischen Zytochrom P450 und damit der Metabolisierung von Medikamenten. Die Spiegel von Zytostatika können erhöht werden durch Phytotherapeutika, die P450 inhibieren, z. B. Traubenkernextrakt, Ginseng, Quercetin, Baldrian, Grapefruit, Echinacea und einige chinesische Tees. Auf der anderen Seite können Induktoren des P450-Zytochroms wie Kava-Kava und Johanniskraut die Spiegel von anderen Medikamenten signifikant senken.

Bei dem Einsatz phytotherapeutischer Medikamente ist deshalb nicht nur eine Qualitätskontrolle der eingesetzten Präparate zwingend, sondern auch eine genaue Prüfung, inwieweit die Wirksamkeit anderer Medikamente durch diese Präparate beeinflusst werden kann bzw. inwieweit überhaupt Daten zu möglichen Indikationen, z. B. im Rahmen der chinesischen Medizin, untersucht sind.

„Krebs-Diäten"

Die Amerikanische Krebsgesellschaft hat die Frage der „Krebsbehandlung" mit diätetischen Maßnahmen bearbeitet. Sie kommt zu der Empfehlung, dass „diätetische Krebsbehandlungskuren" vermieden werden sollten. Für keine der genannten Methoden liegen klinische Untersuchungen vor, die deren Wertigkeit stützen könnten. Einige der Diäten sind vom Nahrungsangebot inadäquat.

Manche verwenden möglicherweise toxische Megadosen von Vitaminen und anderen Substanzen. Krebsdiäten führen vor allem zu einer Herabsetzung des Wohlbefindens und der Leistungsfähigkeit und können daher durchaus auch kontraproduktiv sein.

Bioresonanztherapie

In den letzten Jahren hat in Deutschland die Bioresonanztherapie oder auch biokybernetische Medizin sowohl in der Diagnostik wie auch als Therapieverfahren einen großen Aufschwung erzielt. Das Verfahren, welches 1977 erstmals von dem Arzt *Franz Morell* beschrieben wurde, beruht auf einer Therapie mit patienteneigenen Schwingungen. Negative, vom Patienten ausgehende Schwingungen, sollen vom Bioresonanzgerät gelöscht, schwach positive gestärkt werden. Nimmt man zur Therapie noch externe, natürliche Schwingungen hinzu, spricht man von Multi-Resonanztherapie. Krankmachende, vom Patienten ausgehende Schwingungen werden vom Gerät aufgenommen, gedreht, gelöscht oder je nach Bedarf mit natürlichen Fremdschwingungen versetzt und so als positive Schwingungen in den Patienten zurückgeführt.

Folgende Indikationen bestehen für den Einsatz von Bioresonanz-Geräten (die auch bei Tieren anwendbar sind):

- Diagnostik
- Therapie von Immunstörungen
- Nebenwirkungen von Tumortherapien
- toxische Belastungen
- Begleitbehandlung bei Tumoren aller Art
- prä- und postoperative Behandlung
- akute und chronische Schmerzzustände infolge von Tumorerkrankungen
- Narbenstörfelder
- Partnerprobleme

Interessanterweise gibt es keine spezielle Ausbildung zum Bioresonanztherapeuten, das erforderliche Wissen wird durch die gerätevertreibende Firma vermittelt.

Für die Bioresonanztherapie liegen keinerlei wissenschaftliche Studienergebnisse bezüglich der angeführten Indikationen vor. Die Therapiekosten liegen bei über 250 Euro pro Monat.

Homöopathie

Der Wirkungsanspruch der Homöopathie lässt sich bereits vom Namen „homoios" = gleichartig, ähnlich herleiten und ist ein typisches Beispiel für das magische Prinzip „Gleiches bewirkt Gleiches".

Die eingesetzten Medikamente sollen beim gesunden Menschen nämlich ähnliche Symptome hervorrufen wie die zu behandelnden Erkrankungen, gegen die sie eingesetzt werden.

Der Begründer der Homöopathie *Samuel Hahnemann* (1755–1843) gibt oben genanntes magisches Prinzip wörtlich als Begründung seiner Therapie wieder: „Similia, similibus curentur: Ähnliches soll durch Ähnliches geheilt werden."

Nachdem die Homöopathie um 1990 eine Blüte in den USA erlebt hatte, ebbte sie dort wieder ab, nahm dafür aber vor allem in den europäischen Ländern zu. In Deutschland zählt sie heute zu den am meisten eingesetzten komplementären Verfahren. Neben den durch die Ähnlichkeitstheorie gewonnenen Arzneimittelbildern beruht die Homöopathie auf der Herstellung von Potenzen, d.h. stark verdünnten Lösungen, in denen bei entsprechend hoher Potenz jenseits der Loschmidt'schen Zahl kein Molekül des ursprünglichen Wirkstoffes enthalten sein kann. Dieses Vorgehen, das dem magischen Prinzip „Teil eines Ganzen" entspricht, geht davon aus, dass die Wirkung des homöopathischen Mittels nicht auf der Arzneisubstanz beruht, sondern dass das Lösungsmittel die Information der Substanz weiter trägt. Gefährlich in der Anwendung homöopathischer Mittel ist, dass die Homöopathen die sogenannte „Erstverschlimmerung" (die etwa bei jedem 5. Behandelten während der Therapie auftritt) als positives Zeichen, sozusagen als „Therapieerfolg" werten. Dieses kann zur Verkennung und Vernachlässigung schwerer Komplikationen einer Erkrankung führen. Zusätzlich können Homöopathika bis zu einer Potenz von D 8 allergische Reaktionen hervorrufen. Gerade bei niedrigen Potenzen können die in der Homöopathie verwendeten Gifte (wie Arsen, Blei, Cadmium und Quecksilber), insbesondere bei Kindern, zu schweren Vergiftungen führen. Überprüfbare Wirkungsnachweise, insbesondere bezüglich onkologischer Therapien, liegen nicht vor.

Enzympräparate und Organotherapie
(z. B. Thymusextrakt, Wobenzym, Factor AF2)

Diese Präparate, die eine Stimulation des Immunsystems bewirken sollen, sind in der Regel sehr teuer. So kostet z.B. die monatlich empfohlene Wobenzym-Therapie, die nicht von den gesetzlichen Krankenkassen bezahlt wird, den Patienten ca. 150 Euro. Eine Wirkung gegen bösartige Tumoren ist bisher nicht belegt worden. Eine schädliche Wirkung der Präparate ist bisher nicht nachweisbar, wobei zu bedenken ist, dass einige dieser Präparate von Rindern stammen und durchaus an einer BSE-Übertragung beteiligt sein können.

Eigenbluttherapie

Hier wird dem Patienten zunächst Blut entnommen, dieses meist ein wenig mit Sauerstoff versetzt und dann dem Patienten in den Muskel gespritzt. Diese Therapie, die bisher keinen Nutzen zeigte, kann bei chemotherapierten Patienten mit einer Thrombozytopenie und Leukopenie zu therapiebedürftigen Hämatomen oder Abszessen führen.

Eigenblutbehandlung mit „patienteneigenen" Botenstoffen („Zytokine")

Als Ausgangsstoff dient ebenfalls Blut des Patienten. Die Blutzellen sollen durch eine Behandlung im Labor zur Bildung eigener tumorhemmender Stoffe angeregt werden. Der Wirksamkeitsnachweis konnte bisher nicht vorgelegt werden. Die Kosten einer Behandlungsphase betragen ca. 1000 Euro. In diesem Zusammenhang muss klargestellt werden, dass die Erteilung einer Herstellungserlaubnis durch die Behörden keine Bescheinigung der Wirksamkeit der Methode bedeutet.

Zudem ist darauf hinzuweisen, dass i.m. Spritzen unter Chemotherapie (Leukopenie, Thrombopenie) zu erheblichen Komplikationen führen können (Abszesse, Sepsis) und ohne dringende Indikation vermieden werden sollten.

Sauerstoffmehrschritt-Therapie (SMT)
(z.B. nach Manfred von Ardenne)
Hier besteht die Vorstellung, dass durch vermehrte Sauerstoffgabe die Tumorzellen geschädigt werden können; eine Vorstellung, für die es aus der Sicht des zu behandelnden Patienten keinen Beleg für die Wirksamkeit gibt.

Interessanterweise liegt die Ausbildung für die SMT in den Händen der SMT-Gesellschaften und dauert nur einen Tag. Gefährlich ist die Anwendung der SMT für Patienten mit chronischem Sauerstoffmangel, da hier im Blut eine Kohlendioxidnarkose auftreten kann.

Ganzkörperhyperthermie
Das Prinzip der Ganzkörperhyperthermie beruht auf der in die Antike zurückführenden Vorstellung, dass Fieber krankmachende Substanzen im Körper verbrennt. Außerhalb der an den Universitätskliniken durchgeführten Hyperthermien, die stets in Kombination mit einer Chemotherapie erfolgen, ist die Fiebertherapie für Krebspatienten ungeeignet.

Mistelextrakte
(z.B. Iscador®, Helixor®, Lektinol®)

Die Mistel wurde erstmals von dem Philosophen *R. Steiner* in die Krebsbehandlung auf der Ebene des Äther- und Astralleibes (nicht aber des physischen Leibes) eingeführt und stellt nach wie vor ein „medizinisches" Heilmittel der Anthroposophen dar. Aufgrund ihrer Popularität, geweckt durch umfangreiche Werbemaßnahmen und wegen ihrer beachtlichen Umsätze (11,5 Mio Euro nach dem Arzneiverordnungsreport 2011 für das Präparat Iscador), verdienen Mistelextrakte gesonderte Betrachtung. Trotz zahlreicher ausgeklügelter Werbemaßnahmen liegen zurzeit keine wissenschaftlich anerkannten Studien vor, die Hinweise für die Wirksamkeit der Mistel bezüglich antitumoraler Wirkungen oder Verbesserung der Lebensqualität aufzeigen würden. Im Gegensatz dazu aber konnte in Untersuchungen, insbesondere von *Gabius*, nachgewiesen werden, dass Mistel durchaus tumorwachstumsfördernde Wirkung über das sogenannte Interleukin-2-System besitzen kann. Hiervon betroffen sind vor allem die hämatologischen Erkrankungen, z. B. Lymphome oder Leukämien, aber auch Ovarialkarzinome und Mammakarzinome. Insbesondere sei darauf hingewiesen, dass die Wirkungsweise von Mistel auf dem mystischen Konzept (= Gleiches bewirkt Gleiches) beruht (Mistel ist ein Schmarotzer = Krebs ist ein Schmarotzer, also hilft Mistel gegen Krebs). Vor dem Einsatz von Mistelpräparaten kann also nur gewarnt werden.

Da der Markt von sogenannten alternativ wirksamen Medikamenten überschwemmt wird, sollte der Patient stets dazu aufgefordert werden, diese Medikamente kritisch zu prüfen.

Der Onkologe *Prof. Dr. med. Ulrich Kleeberg,* hämatologisch-onkologische Praxis Altona (HOPA), hat hierzu die folgenden zehn Regeln entworfen:

Zehn Indizien für Quacksalberei

Der Verdacht wird umso wahrscheinlicher, je mehr der Beschreibungen zutreffen.

Die Methode bzw. ein Produkt ...

- ☐ .... wird durch Hinweise auf exotische Herkunft interessant gemacht.
- ☐ .... soll Heilung bringen, wenn Schulmedizin in auswegloser Situation versagt.
- ☐ .... soll durch umfangreiche Erfahrungen „untermauert" sein, ohne dass nachvollziehbare Daten aus kontrollierten, klinischen Studien zugänglich gemacht werden.
- ☐ .... soll gegen eine Vielzahl verschiedener Erkrankungen, die nichts miteinander zu tun haben, universell wirksam sein.
- ☐ .... soll regelmäßig zum Erfolg führen, wobei Misserfolge der Schulmedizin angelastet werden.
- ☐ .... ist an einzelne Personen bzw. Institutionen gebunden, die die Therapie entwickelt haben und daran verdienen.
- ☐ .... soll keine Nebenwirkungen haben oder die Nebenwirkungen von Verfahren der Schulmedizin reduzieren oder aufheben.
- ☐ .... ist kompliziert, sodass Misserfolge auf Anwendungsfehler zurückgeführt werden.
- ☐ .... soll schon seit Jahren/Jahrzehnten verwendet werden, ohne offiziell anerkannt zu sein.
- ☐ .... ist den Behauptungen zufolge so gut, dass unverständlich bleibt, warum keine Zulassung als Arzneimittel existiert.

6 Therapieerfolg

Wenn wir einem Patienten eine tumorspezifische Therapie (Chemotherapie, Strahlentherapie, Operation, Antikörpertherapie, Hyperthermie) zukommen lassen, müssen wir auch den Therapieerfolg kontrollieren, denn im Rahmen der tumorspezifischen Therapie nützen wir nicht nur dem Patienten, sondern konfrontieren ihn auch mit therapiespezifischen Nebenwirkungen.

In der Kontrolle des Behandlungserfolges unterscheiden wir:

- *Die Vollremission:* Der Tumor ist weder durch klinische Untersuchung noch durch eine apparative diagnostische Möglichkeit nachweisbar. Der Patient ist tumorfrei.
- *Die Partialremission:* Der Tumor hat auf die Therapie angesprochen, er ist messbar kleiner geworden. Zusätzlich haben sich tumorspezifische Symptome, wie z.B. Nachtschweiß, Gewichtsverlust, Appetitmangel, Schmerzen zurückgebildet.
- *Stable Disease:* Durch die Behandlung ist ein Wachstumsstillstand des Tumors erreicht worden.
- *Progressive Disease:* Der Tumor wächst unter einer tumorspezifischen Therapie; die durch den Tumor bedingten Symptome verschlimmern sich.

Zur Beurteilung von Therapieverfahren werden die Klinik (Verlauf von Schmerzen, Atemnot, Appetit, Gewicht), Labor (Blutbildverlauf, LDH-Verlauf, aP-Verlauf) sowie apparative Möglichkeiten (Ultraschall, CT, MRT, PET) herangezogen.

Während die klinischen Kontrollen laufend durchgeführt werden, erfolgen apparative diagnostische Kontrollen in der Regel nach dem 2. bzw. 3. Chemotherapiezyklus.

7 Spezielle onkologische Erkrankungen

Bronchialkarzinom

Das Bronchialkarzinom stellt eine Krebserkrankung dar, die zum Großteil auf Nikotinabusus zurückzuführen ist und damit vermeidbar wäre. 80–90 % der Bronchialkarzinome lassen sich auf das Rauchen zurückführen, wobei das zu erwartende Erkrankungsrisiko von der Anzahl der Zigaretten, der Anzahl der gerauchten Jahre, Rauchbeginn und Art der Zigaretten abhängt.

Neben Rauchen gelten als Risikofaktoren für das Bronchialkarzinom:

- Passivrauchen (ca. 4 % der gesamten Bronchialkarzinomerkrankungen)
- Asbest
- vorangegangene Bestrahlung des Thorax

Leider gibt es noch keine geeignete Vorsorgeuntersuchung für das Bronchialkarzinom. Untersuchungen der Lungen mittels Röntgen und Sputum-Zytologie konnten das Mortalitätsrisiko (= Sterberisiko) nicht verringern.

Ein guter Ansatz zur Prävention ist das in vielen europäischen Ländern eingeführte Verbot, an öffentlichen Plätzen und Arbeitsstätten zu rauchen. Hier können wenigstens die bisherigen Passivraucher geschützt werden.

Folgende Symptome treten beim Bronchialkarzinom auf:
Husten, blutiger Auswurf, Heiserkeit (hervorgerufen durch eine Rekurrens-Parese = Lähmung des Stimmnervs), Pleuraergüsse, obere Einflussstauung (Notfallsituation), Nervenlähmung (z.B. Horner-Syndrom = Läsion des zervikalen Sympathikus, Miosis,

Ptosis, Enophthalmus), Schmerzen, Gewichtsverlust und paraneoplastische Syndrome (siehe Kapitel: paraneoplastische Syndrome).

Die Diagnose des Bronchialkarzinoms wird gestellt über bildgebende Verfahren, z. B. Röntgen-Thorax, CT, MRT, PET sowie durch die histologische Sicherung mittels Bronchoskopie, OP oder Mediastinoskopie. Gelegentlich reicht auch für die Diagnoseermittlung die Zytologie aus, z. B. nach Punktion eines Pleuraergusses.

Nach Diagnosestellung muss eine sogenannte Staging-Untersuchung erfolgen (meist CT Schädel/Abdomen, Sklelettszintigramm), da viele Patienten, insbesondere beim Vorliegen eines kleinzelligen Bronchialkarzinoms, bereits bei Diagnosestellung Metastasen aufweisen.

Wir unterscheiden zwei große Gruppen der Bronchialkarzinome:

- kleinzelliges Bronchialkarzinom
  (small cell lung cancer = SCLC)
- nicht kleinzelliges Bronchialkarzinom
  (non small cell lung cancer = NSCLC)

Kleinzellige Bronchialkarzinome haben einen Anteil von 15–20 % an den Bronchialkarzinomen und sind gekennzeichnet durch sehr frühe Metastasierung. Hier sind bei Erstdiagnose bereits über 40 % der Patienten makroskopisch metastasiert. Unter 10 % der Patienten sind primär operabel, dabei handelt es sich hier um Zufallsbefunde. Der klassische Tumormarker für das kleinzellige Bronchialkarzinom ist die NSE (= neuronspezifische Enolase).

Wir unterscheiden beim kleinzelligen Bronchialkarzinom zwei Gruppen:

- Gruppe der Limited-Disease-Erkrankung
- Gruppe der Extended-Disease-Erkrankung

Limited Disease: Der Tumor beschränkt sich auf einen Lungenflügel und regionäre Lymphknoten.

Extended Disease: Hier sind bereits Metastasen vorhanden.

In beiden Fällen hat die Chemotherapie ihren festen Stellenwert.

Bei der Limited Disease kommt eine zusätzliche Bestrahlung des Mediastinums und des Schädels obligatorisch hinzu. Ohne Hirnbestrahlung besteht bei Limited Disease ein 30%iges Risiko, an einer Hirnmetastase zu erkranken. Der Therapieansatz bei Limited Disease ist primär kurativ, wobei nur wenige Patienten eine echt kurative Chance auf Dauer besitzen.

Bei der Extended Disease handelt es sich von vornherein um eine palliative, also eine nicht mehr heilbare Situation.

Die am häufigsten beim kleinzelligen Bronchialkarzinom sowohl bei Limited als auch bei Extended Disease eingesetzten Chemotherapie-Protokolle sind:

- CEV-Protokoll   (Carboplatin/Etoposid/Vindesin)
- ACE-Protokoll   (Adriamycin/Cyclophosphamid/Etoposid)
- ACO-Protokoll   (Adriamycin/Cyclophosphamid/Vincristin)

Ein sogenanntes Sekundär-Protokoll, d.h. ein Protokoll bei erneutem Auftreten des Tumors oder Progress des Tumors, ist z.B. Topotecan (Hycamtin®).

Durch sein schnelles Wachstum spricht das kleinzellige Bronchialkarzinom in der Regel sehr schnell auf Chemotherapie an. Nichtsdestotrotz sind die Überlebensraten relativ niedrig. Die mediane Überlebensrate bei Limited Disease beträgt ca. 24 Monate, bei Extended Disease nur 8–10 Monate, wobei die Überlebensrate für Limited Disease trotz Chemotherapie bei nur 20 % liegt.

Die nicht kleinzelligen Bronchialkarzinome gliedern sich in die Plattenepithelkarzinome (ca. 30 %) und die Adenokarzinome (ca. 40 %) sowie einige seltene Untergruppen. Eine Untergruppe der Adenokarzinome bilden die bronchoalveolären Karzinome, die durch besonders ungünstigen Verlauf und schlechtes Ansprechen auf die Chemotherapie gekennzeichnet sind. Selten kommen sogenannte neuroendokrine Lungentumoren vor, die dann in der Regel wie neuroendokrine Tumoren behandelt werden müssen.

Als Tumormarker eignen sich bei nicht kleinzelligen Bronchialkarzinomen CYFRA 21 und CEA.

Die Einteilung der nicht kleinzelligen Bronchialkarzinome erfolgt nach dem TNM-System (siehe unten) und nach den Stadien I–IV (siehe ebenfalls unten). Diese Einteilung ist wichtig für das therapeutische Vorgehen.

TNM-Klassifikation

T	Primärtumor
TX	Primärtumor kann nicht beurteilt werden.
T0	kein Anhalt für Primärtumor
Tis	Carcinoma in situ
T1	Tumor 3 cm oder weniger
T2	Tumor mehr als 3 cm in größter Ausdehnung
T3	Tumor jeder Größe mit direkter Infiltration einer Wandstruktur, z.B. Brustwand, Zwerchfell, Pleura
T4	Tumor jeder Größe mit Infiltration einer der folgenden Strukturen, z. B Mediastinum, Herz, große Gefäße, Trachea, Ösophagus

Die beste therapeutische Option, die Operation, die häufig als Pneumektomie (= Entfernung eines Lungenflügels) durchgeführt wird, ist nur im Stadium I und II und bei ausreichend gutem Allgemeinzustand des Patienten möglich. Doch selbst bei erfolgreichen Operationen kommt es häufig zum Auftreten von Metastasen im späteren Verlauf. Eine leichte Besserung der Prognose scheint eine adjuvante Chemotherapie in der Regel mit Vinorelbin (Navelbine®) und Carboplatin zu bringen, die zurzeit regelmäßig eingesetzt wird. Ist eine Operation nicht möglich, bleibt nur die lokale Strahlentherapie (= Radiatio), eine Radio-Chemotherapie (z.B. mit Cisplatin oder Vinorelbin (Navelbine®)/Carboplatin) oder aber eine alleinige Chemotherapie. Hier kommen je nach Allgemeinzustand des Patienten eine Mono-Chemotherapie (für ältere Patienten und Patienten in schlechtem Allgemeinzustand) oder Kombinationstherapien (für jüngere Patienten oder Patienten in gutem Allgemeinzustand) zum Einsatz. Die wichtigsten eingesetzten Substanzen sind Gemcitabin (Gemzar®), Paclitaxel (Taxol®), Docetaxel (Taxotere®), Vinorelbin (Navelbine®) und als neuere Substanz Pemetrexed (Alimta®). Neue Studien haben gezeigt, dass die Bestimmung des EGFR-Rezeptorstatus für das Ansprechen eines Tyrosinkinasehemmers von wesentlicher Bedeutung ist. Bei Vorliegen eines Adenokarzinoms und Mutationsstatus bzgl. des EGFR-Rezeptors kann von einem guten Ansprechen des Tyrosinkinasehemmers Gefitinib (Iressa®) ausgegangen werden.

Während Gefitinib nur für die First-line-Therapie zugelassen ist, kann der Tyrosinkinaseinhibitor Erlotinib (Tarceva®) auch als Folgetherapie z. B. nach Chemotherapie eingesetzt werden.

Die 5-Jahres-Überlebensraten sind nach wie vor schlecht:

Stadium	5-Jahres-Überlebensrate
I	60–80%
II	25–40%
III	10–30%
III b und IV	kleiner als 5%

Bedenkt man, dass die meisten Bronchialkarzinome durch Rauchen verursacht werden und täglich allein in Deutschland 350 Menschen an Bronchialkarzinomen versterben (das entspricht dem täglichen Absturz einer Boing 747), sollte alles daran gesetzt werden, Rauchen zu vermeiden.

Mehrere Arbeiten konnten zudem zeigen, dass Nikotin selbst keineswegs harmlos ist, sondern ein eigenes Prokarzinogen darstellt, welches die Apoptose (= Zelltod) der Tumorzellen verhindert und die Wirkung von Zytostatika (insbesondere Taxane, Gemcitabin und Cisplatin) inhibiert (= behindert).

Nikotinpflaster, die zum Rauchentzug eingesetzt werden, sind also mit Vorsicht zu genießen. Erfreulicherweise konnte aber durch eine Arbeit von *Doll* gezeigt werden, dass beim Rauchstopp unter 34 Jahren die Lebenserwartung genauso hoch ist wie bei Nichtrauchern.

Raucher dagegen besitzen eine um etwa 12 Jahre reduzierte Lebenserwartung verglichen mit Nichtrauchern. Grund genug für das Nein zur Zigarette.

Mammakarzinom

Jährlich erkranken in Deutschland ca. 45000 Frauen an einem Mammakarzinom. Damit ist dieser Tumor mit 23 % die häufigste Krebserkrankung der Frau in Deutschland. Durch die Verbesserung der Früherkennung und die adjuvante Therapie konnte die Mortalität (= Sterblichkeit) am Mammakarzinom in den letzten Jahren um 25 % gesenkt werden.

Ein wichtiger Risikofaktor bezüglich der Entstehung eines Mammakarzinoms ist die Mutation im BRCA1-Gen und BRCA2-Gen. Patientinnen mit auffälliger familiärer Häufung von Mammakarzinomen, z.B. bei Schwestern, Mutter oder Tante, sollten sich einer genetischen Untersuchung unterziehen, vor allem da mit den Veränderungen des BRCA-Gens häufig ein zusätzlich erhöhtes Risiko für ein Ovarialkarzinom besteht.

Die Langzeiteinnahme von hormonellen Kontrazeptiva hat möglicherweise eine geringgradige Erhöhung des Brustkrebsrisikos zur Folge. Die Östrogensubstitution nach der Menopause erhöht das Brustkrebsrisiko pro Jahr der Östrogenbehandlung um ca. 4 %; nach 5 Jahren Östrogeneinnahme liegt das relative Risiko bei 1,46.

Im Rahmen der Vorsorgeuntersuchung steht nach wie vor die Selbstuntersuchung der Brust an erster Stelle, gefolgt von der Mammografie, die ab dem 45. Lebensjahr etwa 2-jährlich erfolgen sollte. Je nach dem Grad einer in der Mammografie entdeckten Veränderung (nach dem sogenannten BI-RADS-System = breast imaging reporting and data system) wird eine Probeexzision oder nur eine Kontrollmammografie durchgeführt.

Einteilung	Einschätzung	Klinische Konsequenzen
BI-RADS 1	keine auffällige Läsion	keine Konsequenz
BI-RADS 2	benigne Läsion (z.B. ein verkalktes Fibroadenom)	jährliche Mammografie
BI-RADS 3	wahrscheinlich benigne Läsion (Malignitätsrisiko unter 2%)	engmaschige Kontrolle (3–6 Monate), ggf. Biopsie
BI-RADS 4	suspekte Läsion	histologische Klärung
BI-RADS 5	hochsuspekt, erfüllt alle Malignitätskriterien (Malignitätsrisiko über 80%)	Exzisionsbiopsie erforderlich, ggf. vorher Stanzbiopsie

Wird vom Pathologen ein Tumor diagnostiziert, ist es sowohl wichtig, das Tumorstadium nach dem TNM-System festzulegen, als auch, den Hormonrezeptorstatus für Östrogen und Progesteron sowie den HER2/neu-Status zu bestimmen.

In den meisten Fällen kann heutzutage brusterhaltend operiert werden. An jede brusterhaltende OP muss sich aber eine Strahlentherapie der Brust anschließen, da ansonsten ein deutlich erhöhtes Risiko für ein lokales Rezidiv (ungefähr 30%) besteht. Je nach Tumorausdehnung kann vor der OP eine neoadjuvante Chemotherapie oder aber nach der OP eine adjuvante Chemotherapie, Hormontherapie oder Antikörpertherapie mit z. B. Trastuzumab (Herceptin®) indiziert sein.

Durch die Bestimmung des sogenannten Sentinel-Lymphknotens werden heute aufwendige Lymphknotenentfernungen vermieden, sodass die Anzahl der Frauen, die postoperativ ein Lymphödem des Armes entwickeln, weiter deutlich abnehmen wird. Leider ist es immer noch so, dass es bei einem Teil der Mammakarzinome im Verlauf der Erkrankung zu einer Fernmetastasierung kommt. Besonders häufig treten bei Mammakarzinomen Metastasen in Leber, Lunge und Knochen auf. Durch die Weiterentwicklung der Zytostatikatherapie und die Einführung neuer Substanzen, die Antikörpertherapie, die Antiangiogenesetherapie und die Therapie mit Tyrosinkinaseinhibitoren ist das Mammakarzinom zunehmend zu einer chronischen Erkrankung geworden. Auch metastasierte Patientinnen überleben diese Erkrankung jahrelang bei meist sehr guter Lebensqualität.

Prostatakarzinom

Das Prostatakarzinom ist mit 88 Neuerkrankungen bei 100 000 Männern pro Jahr die häufigste Krebserkrankung in den Industrieländern. Es gibt ein gewisses familiäres Risiko, an einem Prostatakarzinom zu erkranken. Das Erkrankungsrisiko ist um den Faktor 2 bis 3 erhöht, wenn Vater oder Bruder am Prostatakarzinom erkrankt sind. Das Risiko erhöht sich um den Faktor 5, wenn beide erkrankt sind.

Das Prostatakarzinom ist eine Erkrankung des älteren Patienten mit einem Altersgipfel um das 85. Lebensjahr. Die Hauptmetastasierung erfolgt in die Knochen und in die Lymphknoten. Als Primärtherapie steht je nach Stadium eine Operation oder eine lokalisierte Strahlentherapie im Vordergrund. Im metastasierten Stadium kommt an erster Stelle eine Anti-Hormontherapie, die entweder durch eine beidseitige Kastration oder durch GnRH-Analoga durchgeführt werden kann. Weiterhin stehen Antiandrogene zur Verfügung.

Das metastastierte Prostatakarzinom galt lange als nicht chemotherapiesensibel; heute sind Chemotherapieprotokolle mit Docetaxel (Taxotere®)/Prednison oder auch Mitoxantron/Prednison verfügbar. Als Tumormarker eignet sich der PSA-Wert.

Durch die Einführung des lipophilisierten Taxans Cabazitaxel (Jevtana®) kann auch noch ein gutes Ansprechen in der Zweitlinientherapie erreicht werden.

Ebenfalls neu zugelassen ist das orale Medikament Abirateronacetat (Zytiga®). Es kommt bei Patienten mit Progress nach docetaxelhaltiger Chemotherapie zum Einsatz. Die tägliche Einnahmemenge beträgt 1000 mg = 4 Tabletten à 250 mg.

Es ist darauf zu achten, dass mindestens 2 Stunden vor und 1 Stunde nach Einnahme keine Nahrungsaufnahme erfolgen sollte.

Kolorektales Karzinom

In Deutschland erkranken an einem kolorektalen Karzinom 30–40 von 100 000 Einwohnern im Jahr mit einem Häufigkeitsgipfel um das 65. Lebensjahr. 10 % der kolorektalen Karzinome beruhen auf einer genetischen Prädisposition, wobei hier die familiäre Adenomatosis Polyposis und das hereditäre, nicht polypöse Karzinom an erster Stelle stehen. Insbesondere bei der familiären Adenomatosis Polyposis, bei der es zum Auftreten von mehr als 100 Kolonpolypen bereits ab dem 12. Lebensjahr kommen kann, beträgt das Entartungsrisiko bis zu 90 %, sodass hier eine prophylaktische Kolonamputation in der Regel die Therapie der Wahl ist.

Häufig klinisch erstes Zeichen eines Kolonkarzinoms ist die Eisenmangelanämie bedingt durch den sukzessiven Blutverlust oder auch paraneoplastisch bedingte Thrombosen. Jeder jüngere Patient mit dem Auftreten einer tiefen Beinvenenthrombose sollte koloskopiert werden, um ein primäres Kolonkarzinom auszuschließen. Des Weiteren kann es zum Auftreten von Bauchkrämpfen, Veränderungen der Stuhlgewohnheiten und gelegentlich auch Ileus-Symptomatik kommen. Nicht selten besteht bei der primären Diagnose bereits ein metastasiertes Stadium, besonders in Form von Lebermetastasen. Die primäre Therapie des Kolonkarzinoms besteht in einer operativen Entfernung.

Danach wird je nach Tumorstadium eine adjuvante Chemotherapie empfohlen (aktuell ab einem Stadium mit Lymphknotenbefall oder aber einer besonderen Risikosituation wie Perforation unter der Operation oder Gefäßeinbruch). Neben der Einteilung nach dem klassischen TNM-System existiert beim Kolonkarzinom die Einteilung nach Dukes (A, B, C).

- *Dukes A* = bis T2, ohne Lymphknoten- und Fernmetastasen
- *Dukes B* = T3- und T4-Tumoren, ohne Lymphknoten- und Fernmetastasen
- *Dukes C* = jedes Stadium mit Lymphknotenbefall

Das metastasierte Kolonkarzinom ist wie das metastasierte Mammakarzinom zur chronischen Krankheit geworden. Auch hier werden zunehmend neuere Substanzen wie Antikörper (Cetuximab, Erbitux®; Panitumumab, Vectibix®) und Angiogenesehemmer (Bevacizumab, Avastin®) eingesetzt. Für den Einsatz der Antikörper Cetuximab und Panitumumab muss der Patient einen K-RAS-Wildtyp in seiner DNA aufweisen, da für Patienten mit K-RAS-Mutation kein ausreichender Behandlungsvorteil mit Antikörpern gezeigt werden konnte.

Beim Rektumkarzinom ist im nicht metastasierten Zustand ab einem Tumorstadium T3 und immer bei Lymphknotenbefall vor Operation eine neoadjuvante Radio-Chemotherapie mit 5-FU durchzuführen. Nach Abschluss der Radio-Chemotherapie erfolgt eine vier- bis fünfwöchige Therapiepause. Im Anschluss daran die Operation und ggf. die Weiterführung einer adjuvanten Chemotherapie.

In der Nachsorge des Kolonkarzinoms ist insbesondere auf einen Anstieg der Tumormarker CEA und CA 19-9 sowie auf das Auftreten von Leber- oder Lungenmetastasen zu achten. Einzelne sogenannte singuläre Metastasen können operiert werden. Es besteht auch danach noch eine sogenannte Gesamtheilungsrate von etwa 30–40 %. Adjuvante Therapieprotokolle nach Operation einer singulären Metastase werden zurzeit in Studien geprüft.

Pankreaskarzinom

Das Pankreaskarzinom, das in etwa bei 10–12 Einwohnern von 100 000 auftritt, ist mit einer sehr schlechten Prognose verbunden, da der Großteil der Tumoren in einem bereits fortgeschrittenen Tumorstadium diagnostiziert wird. 90 % der Patienten versterben trotz Operation und Chemotherapie. Interessanterweise ist der wohl bedeutendste Risikofaktor der Nikotinkonsum. Vermutlich sind rund 30 % der Pankreastumoren nikotinbedingt. Klinisch stehen im Rahmen der Erstmanifestation Rückenschmerzen mit Ausstrahlung in die Schulter, Stuhlunregelmäßigkeiten wie z. B. Durchfälle oder auch ein neu diagnostizierter Diabetes im Vordergrund. Wenige Fälle sind operabel. In den meisten Fällen kommt eine palliative Chemotherapie infrage. Außerhalb von Studien wird eine Chemotherapie mit Gemcitabin (Gemzar®) angewendet, die seit Neuzulassung des Antikörpers Erlotinib (Tarceva®) durch denselben ergänzt werden kann.

Seit Neuestem sollten junge Menschen in gutem Allgemeinzustand mit einer Kombinationschemotherapie aus 5-FU, Folinsäure, Oxaliplatin und Irinotecan (FOLFIRINOX-Schema) behandelt werden, da die Behandlungsergebnisse der Kombitherapie der alleinigen Behandlung mit Gemcitabin (Gemzar®) deutlich überlegen sind. Allerdings ist diese Therapie mit wesentlich mehr Nebenwirkungen behaftet und sollte nur unter entsprechend engmaschigen Blutbildkontrollen und Nebenwirkungsmanagement erfolgen.

Magenkarzinom

Das Magenkarzinom stellt nach wie vor eine der häufigsten Todesursachen weltweit dar. Auch hier wird die Diagnose leider häufig bereits im fortgeschrittenen oder metastasierten Stadium gestellt. Anämie, Schmerzen und Erbrechen sowie unklarer Gewichtsverlust sind häufig die ersten klinischen Zeichen. Besonders bei der histologischen Untergruppe des Siegelringkarzinoms kann es zur Ausbildung eines sogenannten Krukenberg-Tumors kommen, bei dem Tumorzellen des Magenkarzinoms abtropfen und auf den Ovarien zu Metastasen weiterwachsen. Die Tumormarker CEA und CA 19-9 sind gute Kontrollparameter.

Vor der Operation eines Magenkarzinoms wird heute in der Regel eine neoadjuvante Chemotherapie durchgeführt. Hierzu stehen verschiedene Chemotherapieprotokolle (z.B. PLF-Protokoll, ECF-Protokoll, EOX-Protokoll und FLOT-Protokoll), die jeweils Platin enthalten, zur Verfügung. Leider entwickelt auch nach Operation ein großer Teil der Patienten Fernmetastasen, sodass eine palliative Chemotherapie indiziert ist. Platin, Epirubicin und 5-FU sowie Docetaxel (Taxotere®) oder Oxaliplatin (Eloxatin®), Irinotecan (Campto®), aber auch das orale Zytostatikum Capecitabin (Xeloda®) haben hier ihren Einsatz. Durch die häufig auftretende Peritonealkarzinose sind diese betroffenen Patienten insbesondere durch Ileus-Symptomatik und Aszites gefährdet.

Für die First-line-Therapie im metastasierten Stadium ist seit Januar 2010 der Antikörper Trastuzumab (Herceptin®) in Kombination mit Capecitabin (Xeloda®) oder Fluorouracil (5-FU) und Cisplatin zugelassen. Allerdings muss ein HER2/neu-positiver Rezeptorstatus vorliegen.

Ovarialkarzinom

Ovarialkarzinome stehen zurzeit an fünfter Stelle der Krebserkrankungen der Frau und treten vor allem nach dem 40. Lebensjahr auf. Es besteht ein erhöhtes Risiko bei BRCA1-Mutation und BRCA2-Mutation, sodass diesen Frauen, sobald ihre Familienplanung abgeschlossen ist, eine prophylaktische Ovar- und Tubenresektion empfohlen wird. Bei den meisten Frauen nach Operation eines Ovarialkarzinoms sind sogenannte adjuvante Chemotherapien mit Paclitaxel (Taxol®) und Carboplatin (6 Zyklen) indiziert.

Ovarialkarzinome neigen insbesondere bezüglich der Metastasierung zum Auftreten von Lymphknotenmetastasen und Peritonealkarzinose. Patientinnen mit Peritonealkarzinosen haben vor allem unter einer Ileus-Symptomatik und Aszites zu leiden. Es gibt mehrere Zytostatika zur Anwendung im Palliativbereich, z.B. Topotecan (Hycamtin®), Doxorubicin PEG-liposomal (Caelyx®),

Gemcitabin (Gemzar®), Treosulfan (Ovastat®) oder auch das orale Zytostatikum Trofosfamid (Ixoten®). Durch die vielfältigen Therapiemöglichkeiten kann das Ovarialkarzinom im metastasierten Stadium zur chronischen Erkrankung werden.

Die häufige und sehr belastende Entwicklung eines Aszites kann durch die intraperitoneale Gabe von Catumaxomab (Removab®) erfolgreich therapiert werden.

Melanom

Unter einem Melanom versteht man einen bösartigen Tumor der Haut, der sich aus den Melanozyten, also den Pigment bildenden Zellen der Haut, entwickelt. Ein deutlich erhöhtes Risiko für die Entwicklung eines Melanoms weisen die Menschen auf, die als Kind oder in früher Jugend einer erhöhten Sonnenexposition ausgesetzt waren. Inwieweit häufige Besuche eines Solariums das Entstehen von Melanomen begünstigen können, kann abschließend noch nicht sicher beurteilt werden. Melanome neigen leider bereits in einem sehr frühen Stadium zur Metastasierung, primär werden die angrenzenden Lymphknotenregionen befallen. Es können auch Metastasen an sonst ungewöhnlichen Lokalisationen auftreten, wie z.B. im Herzen oder im Bereich der Pleura. In der Haut finden wir primäre Melanome auch im Bereich der Netzhaut, da sich auch hier entsprechende Pigmentzellen befinden. Die Prognose des malignen Melanoms hängt direkt von der Tumordicke und dem Lymphknotenstatus ab. Bei apparenten Lymphknotenmetastasen beträgt z.B. die 10-Jahres-Überlebensrate nur noch 20–40 %. Bei einer Tumordicke von 1 mm beträgt die Rezidivrate 5 %, bei einer Tumordicke von 4 mm über 40 %.

Adjuvante Therapie

Derzeitiger Standard: Bei einer Tumordicke von über 1,5 mm ist die Gabe von Interferon s.c. indiziert. Die besten Ergebnisse liegen zurzeit für eine Hochdosistherapie mit Interferon-Alpha vor

(20 Mio. IE/m²/Tag i.v. über 4 Wochen, dann 10 Mio. IE/m²/s.c. 3-mal wöchentlich für 48 Wochen). Allerdings ist diese Therapie mit relativ hohen Nebenwirkungen verbunden. Vergleichbare Daten liegen auch für eine Niedrigdosistherapie mit 3 Mio. IE/m² Interferon 3-mal wöchentlich über 18 Monate vor.

Ebenfalls gute Ergebnisse in Bezug auf das rezidivfreie Überleben zeigt PEG-Interferon; es wurde im März 2011 von den amerikanischen Behörden zugelassen. In Deutschland ist PEG-Interferon für die Therapie des malignen Melanoms noch nicht zugelassen.

Chemotherapie oder die adjuvante Therapie mit unspezifischen Immunstimulatoren, insbesondere Mistelextrakt, zeigten weder in Bezug auf das Gesamtüberleben noch das rezidivfreie Überleben einen Effekt; diese Therapien sind außerhalb von klinischen Studien nicht indiziert.

Eine postoperative Strahlentherapie verbessert zwar nicht das Gesamtüberleben, hat aber vor allem im Kopf-Hals-Bereich positive Ergebnisse bezüglich der Rezidive erbracht. Hier muss im Einzelfall diskutiert und entschieden werden.

Palliative Therapie

Beim fernmetastasierten Melanom stand bis vor Kurzem nur eine systemische Chemotherapie zur Verfügung. Diese basierte auf der Gabe von Dacarbazin (DTIC) und wurde in dreiwöchentlichen bzw. wöchentlichen Applikationen verabreicht. Eine andere Alternative, insbesondere bei Hirnmetastasen, sind die Substanzen Fotemustin (Muphoran®) oder Temozolamid (Temodal®), die sich durch eine besonders gute Liquorgängigkeit auszeichnen. Fotemustin ist über die Internationale Apotheke zu beziehen und muss je nach Krankenkasse im Vorfeld genehmigt werden.

Die Gabe von Tyrosinkinaseinhibitoren (Sutent® oder Nexavar®) befindet sich noch im experimentellen Bereich. In Einzelfällen wurden hier sehr gute Erfolge beschrieben.

Neu und relativ vielversprechend in der Therapie des metastasierten Melanoms ist der Einsatz von BRAF-Inhibitoren. Aktuell zugelassen ist der erste zielgerichtete BRAF-Inhibitor Vemurafenib (Zelboraf®).

Vemurafenib setzt eine BRAF-V600-Mutation voraus und kann bei Patienten mit nicht resezierbarem oder metastasiertem Melanom eingesetzt werden. Die Gabe von BRAF erfolgt als Filmtablette in einer Dosis von je 4 Tabletten, 2 × täglich. Die Behandlung erfolgt bis zur Krankheitsprogression. Gesamtüberlebensdaten liegen noch nicht vor.

Die häufigsten Nebenwirkungen sind Arthralgien, Fatigue-Syndrom, eine verstärkte Lichtempfindlichkeit der Haut, gelegentlich QT-Zeit-Verlängerung, Hauttumoren.

Die Kosten liegen bei ca. 2600 Euro/Woche.

Seit Kurzem ist der Antikörper Ipilimumab (Yervoy®) zur Therapie des systemisch metastasierten Melanoms zugelassen. Durch die Substanz wird eine Mobilisierung der T-Zellen bewirkt, die zur Aktivierung der körpereigenen Tumorabwehr führt. Die Gabe von Ipilimumab erfolgt über eine intravenöse Infusion von jeweils 90 Minuten. Es sind insgesamt 4 Gaben im Abstand von 3 Wochen vorgesehen. Wesentlich ist, dass es zunächst unter Ipilimumab zum Progress des Tumors kommen kann, d. h. es kann ein Größenwachstum oder es können auch neue Läsionen auftreten. Die erste Beurteilung des Therapieerfolges erfolgt erst nach Abschluss der Induktion, d. h. nach Gabe aller 4 Zyklen.

Entsprechend dem Wirkungsprofil von Ipilimumab treten als Nebenwirkungen gehäuft immunvermittelte unerwünschte Ereignisse auf. Betroffen sind vor allem der Magen-Darm-Trakt (Durchfälle, Bauchschmerzen, Perforation, Peritonitis), die Leber (Ansteigen der Leberwerte und des Bilirubins) und die Haut (Juckreiz); auch neurologische (motorische und sensorische Veränderungen) und endokrin bedingte Symptome (Müdigkeit, Kopfschmerzen, Hypotonie) treten auf. Insbesondere sei darauf hingewiesen, dass es sich bei diesem Antikörper um eine sehr teure Therapie handelt, die Therapiekosten liegen bei ca. 80 000 Euro, sodass die Indikation sehr genau zu stellen ist.

Inzwischen wurde bekannt, dass Patienten mit einem sehr raschen Tumorwachstum deutlich schlechter auf Ipilimumab ansprechen. Ggf. empfiehlt es sich, Patienten in Studien einzubringen. Weiterhin ist zu beachten, dass Ipilimumab nur nach einer Vorbehandlung, z. B. DTIC, eingesetzt werden kann.

Bei singulären Extremitätenmetastasen ist eine isolierte Perfusion der entsprechenden Extremität mit Zytostatika zu erwägen.

8 Spezielle hämatologische Erkrankungen

Hämatologische Erkrankungen unterteilt man in gutartige und bösartige hämatologische Erkrankungen.

Gutartige hämatologische Erkrankungen

Eisenmangelanämie

Bei der Eisenmangelanämie handelt es sich um eine sogenannte mikrozytäre Anämie, d.h. die Erythrozyten sind deutlich kleiner. Als Ursache der Eisenmangelanämie kann eine Blutung z.B. im gynäkologischen Bereich (verstärkte Periodenblutung), aber auch im Magen-Darm-Trakt (Tumor, Polyp, Ulkus) sein. Deshalb gehört zur Abklärung einer Eisenmangelanämie die Vorstellung beim Gynäkologen bzw. Internisten (Koloskopie, Gastroskopie).

Die Therapie der Eisenmangelanämie besteht in der Gabe von Eisenpräparaten, die in der Regel oral eingenommen werden. Bei sehr niedrigen Hb-Werten oder Unverträglichkeit von Eisenpräparaten (z.B. Übelkeit) kann auch eine parenterale Eisengabe erfolgen. Diese sollte in Form einer Infusion verabreicht werden, um allergische Reaktionen zu vermeiden. Eisen muss solange substituiert (= künstlich zugefügt) werden, bis die Laborwerte von Hämoglobin, Eisen und Ferritin (= Speichereisen) im Normalbereich liegen.

Thalassämie

Bei der Thalassämie handelt es sich um eine genetisch, also erblich bedingte Bluterkrankung. Die Diagnose erfolgt über eine sogenannte Hämoglobin-Elektrophorese, die in Speziallabors durchgeführt wird. In der Regel ist der Anteil des sogenannten fetalen

Hämoglobins (HbF) deutlich erhöht. Wir unterscheiden eine Thalassaemia minor von einer Thalassaemia major.

Bei der Thalassaemia minor ist nur eines der elterlichen Gene betroffen, die Kinder sind bis auf einen etwas erniedrigten Hb-Wert gesund und bedürfen keiner Therapie. Bei der Thalassaemia major ist sowohl das mütterliche als auch das väterliche Gen betroffen. Diese Erkrankungsform verläuft schwer. Die betroffenen Kinder benötigen ständig und häufig Blutkonserven und ziehen sich im Laufe der Zeit eine deutliche Eisenüberladung zu. Um dem entgegenzuwirken, müssen die Kinder mit einer Dauerinfusion eines Medikamentes mit dem Namen Deferoxamin (Desferal®), welches das Eisen bindet, therapiert werden. Für den oralen Eisenbinder Deferasirox (Exjade®) liegen bei der Behandlung der Thalassämien noch keine ausreichenden Erfahrungen vor.

Perniziöse Anämie

Die perniziöse Anämie oder Perniciosa beruht auf einen Mangel an Vitamin B12. Die Patienten leiden an einer Anämie, bei der die roten Blutkörperchen in ihrer Größe deutlich über der Norm liegen. Es handelt sich um eine sogenannte makrozytäre Anämie. Zusätzlich sind in der Regel auch die Leukozyten (weiße Blutkörperchen) und Thrombozyten (Blutplättchen) erniedrigt. Die Therapie dieser Erkrankung besteht in der intramuskulären (i.m.) Gabe von Vitamin B12, da eine normale Aufnahme über den Magen-Darm-Trakt nicht möglich ist.

Schwangerschaftsanämie

Bei der Schwangerschaftsanämie im eigentlichen Sinne handelt es sich um eine Verdünnungsanämie, bedingt durch das erhöhte Plasmavolumen. Der Hb-Wert fällt selten unter 10 g/dl ab und benötigt keine Therapie. Allerdings sollten, um einem Folsäure- und Eisenmangel vorzubeugen, regelmäßig beide Substanzen substituiert werden.

Bösartige hämatologische Erkrankungen

Akute Leukämien

Bei den akuten Leukämien unterscheiden wir die akute myeloische Leukämie (AML) von der akuten lymphatischen Leukämie (ALL).

Beide Leukämien sind gekennzeichnet durch das Auftreten sogenannter Blasten (= Leukämiezellen), die eine hohe Proliferationsrate (= Teilungsrate) aufweisen. Blasten verdrängen im Knochenmark die Vorläuferzellen der Leukozyten, Thrombozyten und Erythrozyten und führen damit zu einem primären Abfall von Hb, Thrombozyten und funktionsfähigen Leukozyten. Die häufig gemessenen erhöhten Leukozyten, zum Teil bis 80 000/nl oder 90 000/nl sind in der Regel fast ausschließlich Leukämiezellen.

Durch die Verdrängung der übrigen Zellen kommt es zu den typischen primären Symptomen der akuten Leukämie, nämlich zum Auftreten einer Anämie (Atemnot, Blässe), fehlenden Granulozyten und Lymphozyten (gehäufte Infekte, Ulzera) sowie fehlenden Thrombozyten (Petechien, Nasenbluten, Zahnfleischbluten). Zusätzlich können sich Blasten vor allem auch im Zahnfleisch ansiedeln (insbesondere bei der akuten myeloischen Leukämie), sodass auch heute noch ein Teil der akuten Leukämien primär beim Zahnarzt diagnostiziert wird. Zum anderen ist auch eine Infiltration der Knochenhaut durch blastäre Zellen möglich, was häufig zu massiven Schmerzen im Bereich der Beine oder Rippen führt. Akute Leukämien müssen immer sofort behandelt werden, da sie eine akute Lebensbedrohung für den erkrankten Patienten darstellen. Die Behandlung akuter Leukämien ist in der Regel den hämatologischen Zentren vorbehalten. Eine Ausnahme bilden sogenannte Altersleukämien, also akute Leukämien bei alten Patienten, bei denen eine standardgemäße hochdosierte Chemotherapie nicht mehr möglich ist, sondern nur noch palliative Therapiemaßnahmen infrage kommen.

Akute myeloische Leukämie (AML)

Diese wird je nach Reifungsgrad und Ausdifferenzierung in verschiedene Klassen unterteilt. Man unterscheidet M0–M7, außerdem gibt es noch akute myeloische Leukämien, die aus einem sogenannten myelodysplastischen Syndrom entstehen (AML aus MDS) und die mit einer besonders ungünstigen Prognose verbunden sind. Die Prognose der akuten myeloischen Leukämie hängt zum einen vom M-Stadium, zum anderen vom Ergebnis der zytogenetischen Untersuchung ab. Je mehr Chromosomenaberrationen (Veränderungen im Bereich der Chromosomen) bestehen, desto ungünstiger ist die Gesamtprognose. Durch die modernen Therapieverfahren, zu denen auch eine Knochenmarktransplantation gehört, erreicht man eine Remission, d.h. ein völliges Verschwinden der Leukämie aus dem Knochenmark, bei 70–80 % der Patienten. Leider kommt es bei etwa der Hälfte der Patienten innerhalb der ersten fünf Jahre zu einem Rezidiv (die Leukämie tritt wieder auf). Zwar können die Rezidive erneut therapiert werden, sind aber dann in der Regel mit einer schlechten Prognose verbunden.

Akute lymphatische Leukämie (ALL)

Die akute lymphatische Leukämie wird unterteilt in eine B-ALL und eine T-ALL, je nachdem, ob die blastären Zellen von den B- oder T-Lymphozyten abstammen.

Die T-ALL verläuft in der Regel ungünstiger als die B-ALL. Die akute lymphatische Leukämie ist die typische Leukämie des Kindesalters, tritt aber auch bei Erwachsenen auf. Besonders wichtig ist, dass bei knapp 10 % der Patienten ein Befall des ZNS (zentrales Nervensystem) vorliegt, weswegen im Rahmen der Therapie auch eine intrathekale Gabe von Zytostatika erfolgt und je nach Risiko auch bei einem Teil der Patienten eine Hirnbestrahlung erforderlich wird. Auch bei den akuten lymphatischen Leukämien sind Rezidive möglich, die bei männlichen Patienten vor allem auch im Bereich der Hoden auftreten können. 80 % der Erkrankungen bei Kindern mit akuter lymphatischer Leukämie sind heute heilbar, bei Erwachsenen sind die Ergebnisse deutlich schlechter. Das Gesamtüberleben bei Erwachsenen unter 50 Jahren liegt etwa bei 30 %, über 50 Jahren bei 60 %.

Myeloproliferative Syndrome

Bei diesen Erkrankungen kommt es aufgrund eines genetischen Defektes zu einer Steigerung der Blutzellbildung im Knochenmark. In der Regel sind alle drei Zelllinien, also Leukozyten, Erythrozyten und Thrombozyten betroffen. Je nach Krankheitsbild kann aber die eine oder die andere Zelllinie im Vordergrund stehen.

Die häufigsten Vertreter der myeloproliferativen Syndrome sind die chronisch myeloische Leukämie (alle drei Zelllinien betroffen), die Polycythaemia vera (besonders betroffen die rote Blutreihe) und die essenzielle Thrombozythämie (besonders betroffen die Blutplättchen).

Chronisch myeloische Leukämie (CML)

Die chronisch myeloische Leukämie beginnt im Gegensatz zur akuten Leukämie in der Regel schleichend und ist häufig eine Zufallsdiagnose, bei der im Rahmen einer zufällig durchgeführten Blutbildkontrolle erhöhte Leukozyten auftreten. Diese tritt bei 1,25 von 100 000 Bewohnern auf, ist bei Kindern sehr selten und hat ihren Gipfel bei Patienten um 50 Jahre.

Bei über 80 % der Patienten lässt sich eine genetische Veränderung, nämlich das sogenannte Philadelphia-Chromosom nachweisen, bei dem es zu einer Translokation zwischen den Chromosomen 9 und 22 gekommen ist. Bei dieser Translokation sind zwei Gene, nämlich das BCR- und das ABL-Gen betroffen, die dann auf dem Chromosom 22 ein sogenanntes Fusions-Gen, das BCR-ABL-Gen bilden. Der Nachweis eines BCR-ABL-Gens sichert die Diagnose einer chronisch myeloischen Leukämie und ist Voraussetzung für die Therapie mit dem Tyrosinkinasehemmer Imatinib (Glivec®). Viele Patienten, die wegen einer CML zur Erstdiagnose kommen, sind asymptomatisch, manche klagen über Gewichtsverlust oder Nachtschweiß. Bei 75 % der Patienten liegt eine Milzvergrößerung vor.

Im Blutbild sieht man eine deutlich erhöhte Anzahl der weißen Blutkörperchen mit Auftreten von frühen Formen, d.h. von Zellen, die normalerweise nur im Knochenmark nachgewiesen werden können. Die LDH ist in der Regel erhöht und bei der zytogenetischen Untersuchung lässt sich das Philadelphia-Chromosom bzw. bei der molekulargenetischen Untersuchung das BCR-ABL-Gen nachweisen.

Die Therapie der CML besteht heute in der Gabe des Tyrosinkinasehemmers Imatinib (Glivec®), eine Knochenmarktransplantation als primäre Möglichkeit steht nur noch bei sehr jungen Patienten zur Diskussion oder stellt eine weitere Therapiemöglichkeit bei Therapieresistenz gegen Imatinib (Glivec®) oder dessen Nachfolgepräparate Dasatinib (Sprycel™) und Nilotinib (Tasigna®) dar. Wichtig ist, dass auch nach Erreichen einer Remission die Imatinib-Therapie weiter durchgeführt wird, da es ansonsten schnell zu einem Rezidiv der CML kommt.

Polycythaemia vera (PV)
Bei dieser Erkrankung aus der myeloproliferativen Erkrankungsreihe handelt es sich vor allem um eine Erhöhung der roten Blutzellen, d.h. der Hämoglobin- und Hämatokritwert ist deutlich erhöht, der Erythropoetinspiegel erniedrigt. Die Patienten klagen über Juckreiz beim Duschen, Kopfschmerzen und gelegentlich Magenbeschwerden. Klinisch fällt in der Regel die sogenannte Plethora (= rotes Gesicht; gerötete Skleren (= Lederhaut Auge)) auf.

Die Polycythaemia vera führt unbehandelt vor allem zu Thrombosen. Die standardgemäße Behandlung besteht in der Gabe von Hydroxyharnstoff (Litalir®, Syrea®) sowie der Gabe von Acetylsalicylsäure (ASS 100).

Essenzielle Thrombozythämie (ET)
Bei der essenziellen Thrombozythämie sind vor allem die Plättchen betroffen, d.h. es kommt zu einer deutlichen Erhöhung der Thrombozyten. Eine Therapie ist ab Werten von 900 000/µl Thrombozyten erforderlich und besteht ebenfalls in der Gabe von Hydro-

xyharnstoff (Litalir®) sowie Acetylsalicylsäure (ASS 100). Für junge Patienten steht ein Wirkstoff namens Anagrelid (Xagrid®) zur Verfügung. Die Patienten weisen häufig keinerlei Symptomatik auf, gelegentlich werden aber in der Anamnese Thrombosen oder auch Hörstürze angeben.

Von den myeloproliferativen Syndromen stellt die essenzielle Thrombozythämie die am wenigsten maligne Erkrankung dar.

9 Maligne Lymphome

Maligne Lymphome sind Erkrankungen des Lymphgefäßsystems, d.h. alle zum Lymphsystem gehörenden Strukturen des Körpers können betroffen sein. Das sind insbesondere Lymphknoten, Milz und Knochenmark.

Es werden zwei große Gruppen der Lymphome unterschieden: die Hodgkin- und die Non-Hodgkin-Lymphome.

Bei den Non-Hodgkin-Lymphomen unterscheidet man zusätzlich niedrigmaligne und hochmaligne Lymphome.

Hodgkin-Lymphome

Die sogenannten Hodgkin-Lymphome, oder auch Morbus Hodgkin genannt, gehören zu den Lymphomen mit der höchsten Heilungsrate. Sie sind dadurch gekennzeichnet, dass in der histologischen Aufarbeitung eines vergrößerten Lymphknotens sogenannte Sternberg'sche Riesenzellen auftreten. Klinisch stellen sich die Patienten zur Abklärung vergrößerter Lymphknoten vor, können aber auch schon in weiter fortgeschrittenen Stadien, z.B. wegen eines Pleuraergusses oder wegen einer oberen Einflussstauung bei mediastinalen Lymphknotenkonglomeraten, erstmals einen Arzt aufsuchen.

Die Einteilung des Morbus Hodgkin erfolgt über die Krankheitsstadien von *Ann Arbor* (siehe unten).

Die Therapie ist primär eine Chemotherapie und wird je nach Stadium durch eine Strahlentherapie ergänzt. In der Regel kann die gesamte Therapie des Morbus Hodgkin ambulant durchgeführt werden.

Krankheitsstadium nach *Ann-Arbor* (modifiziert)	
Stadium I	nodaler Befall in einer einzigen Region
Stadium II	nodaler Befall zweier oder mehrerer Regionen auf einer Seite des Zwerchfells
Stadium III	nodaler Befall auf beiden Seiten des Zwerchfells
Stadium IV	disseminierter Befall einer oder mehrerer extralymphatischer Organe mit oder ohne Befall von Lymphknoten

Lymphatisches Gewebe: Lymphknoten, Milz, Thymus, Waldeyer'scher Rachenring

Non-Hodgkin-Lymphome

Hochmaligne Lymphome

Hier unterscheidet man ähnlich wie bei der akuten lymphatischen Leukämie die T-Zell-Lymphome und B-Zell-Lymphome, wobei die B-Zell-Lymphome die deutlich bessere Prognose aufweisen. Die T-Zell-Lymphome stellen nur einen geringen Teil der malignen Lymphome dar.

Die hochmalignen Lymphome werden ebenfalls in vier Stadien unterteilt, wobei zusätzlich noch auf A- oder B-Symptomatik geachtet wird. A-Symptomatik ist klinisch unauffällig; zur B-Symptomatik gehören Fieber, Nachtschweiß und Gewichtsverlust. Die Therapie besteht bei den B-Zell-Lymphomen immer in einer hochdosierten Chemotherapie mit Hinzugabe des Antikörpers Rituximab (MabThera®). Beim T-Zell-Lymphom hat Rituximab aufgrund des fehlenden Rezeptors keine Indikation.

In den meisten Fällen kann auch die Chemotherapie des hochmalignen Lymphoms ambulant durchgeführt werden. Allerdings gibt es gerade im Stadium IV bei hochmalignen B-Zell-Lymphomen Studien, die eine hochdosierte Chemotherapie mit Knochenmarktransplantation vorsehen. Hier ist die Therapie nur in einem hämatologischen Zentrum stationär möglich.

Niedrigmaligne Lymphome

Bei den niedrigmalignen Lymphomen unterscheidet man ebenfalls B- und T-Zell-Lymphome, wobei wie bei den hochmalignen Lymphomen die B-Zell-Lymphome weitaus häufiger auftreten.

T-Zell-Lymphome treten meist primär als Infiltrationen im Bereich der Haut auf (z.B. das sogenannte Sézary-Syndrom). Disseminierte T-Zell-Lymphome, d.h. auch Lymphknoten und Knochenmark sind befallen, lassen sich wesentlich schwieriger therapieren. Hier besteht eine ungünstige Prognose.

Zu den häufigsten B-Zell-Lymphomen gehört die chronisch lymphatische Leukämie (CLL), der Morbus Waldenström, das follikuläre Lymphom und das Mantelzell-Lymphom. Eine seltene, aber sehr interessante Erkrankung ist die sogenannte Haarzellleukämie.

Chronisch lymphatische Leukämie (CLL)

Die gebräuchlichste Stadieneinteilung der CLL ist die nach *Binet*. Sie findet sich in der folgenden Tabelle.

Stadieneinteilung der CLL nach *Binet*	
Stadium A	Hb > 10,0 g/dl Thrombozytenzahl normal < 3 vergrößerte Lymphknotenregionen
Stadium B	Hb > 10,0 g/dl Thrombozytenzahl normal > 3 vergrößerte Lymphknotenregionen
Stadium C	Hb < 10,0 g/dl Thrombozytenzahl < 100 000/ml unabhängig von der Zahl der befallenen Regionen

Die chronisch lymphatische Leukämie stellt eine Erkrankung meist älterer Patienten dar und ist gekennzeichnet durch deutlich erhöhte Leukozyten (häufig über 100 000/μl) mit ausgeprägter Lymphozytose und Granulozytopenie. Die CLL tritt meist als Zufallsbefund auf. Des Weiteren kann es zur Vergrößerung von Lymphknoten und der Milz kommen.

B-Symptomatik tritt meist in Form von Nachtschweiß oder Juckreiz auf. Im Rahmen der chronisch lymphatischen Leukämie kann ein zusätzliches Antikörpermangelsyndrom vorliegen (IgG vermindert), wodurch die ohnehin schon infektanfälligen Patienten noch weiter gefährdet sind. Aus diesem Grund empfiehlt sich bei CLL-Patienten die prophylaktische Impfung gegen Pneumokokken (Pneumonie) mit Pneumovax und eine Grippeimpfung. Zusätzlich kann eine Hämophilus-Impfung empfohlen werden. Die CLL benötigt erst dann eine spezifische Therapie, wenn entweder große Lymphknotenpakete auftreten, die andere Organe verdrängen oder aber Nervenschmerzen hervorrufen, oder aber, wenn es zu einem Abfall von Hb und Thrombozyten durch eine massive Infiltration im Knochenmark kommt (Knochenmarkinfiltration), die zur Verdrängung der gesunden Zellen führt (Knochenmarkinsuffizienz).

Die Therapie der CLL besteht in der Chemotherapie, wobei verschiedene Möglichkeiten zur Verfügung stehen. Eine von ihnen ist eine Tabletten-Chemotherapie mit Chlorambucil (Leukeran®) oder aber eine Therapie mit Fludarabin (Fludara®), die auch in Kombination mit Endoxan gegeben werden kann. Wichtig ist vor der Therapie die Durchführung eines sogenannten Coombs-Tests, da eine Coombs-positive CLL eine Hämolyse, d.h. eine plötzliche Zerstörung der Erythrozyten hervorrufen kann, die durch Fludarabin getriggert würde. Eine Coombs-positive CLL darf daher nicht mit Fludarabin behandelt werden. Eine Heilung der chronisch lymphatischen Leukämie ist bisher noch nicht möglich.

Follikuläres Lymphom

Follikuläre Lymphome werden ebenfalls in die Stadien I bis IV eingeteilt.

Stadium I, in günstigen Fällen auch II, kann strahlentherapeutisch behandelt werden und hat damit einen kurativen, also einen auf Heilung ausgerichteten Therapieansatz, während die Stadien III und IV eine rein palliative Situation kennzeichnen. Diese Patienten würden ebenfalls nur bei klinischem Bedarf, sprich massiver B-Symptomatik, Kompressionssyndromen oder Knochenmarkinsuffizienz, ähnlich wie bei der CLL behandelt werden.

Hier stehen verschiedene Chemotherapiemöglichkeiten zur Verfügung. Im Rahmen von Studien kann zurzeit auch der Antikörper Rituximab (MabThera®) gegeben werden.

Mantelzell-Lymphom

Das am aggressivsten und bösartigsten verlaufende niedrigmaligne Lymphom ist das Mantelzell-Lymphom. Hier ist in jedem Stadium eine Chemotherapie erforderlich. Besonders ist darauf zu achten, dass beim Mantelzell-Lymphom häufig ein zusätzlicher Befall von Darm oder Magen vorliegt, sodass vor Beginn der Chemotherapie der Patient stets gastroskopiert und koloskopiert werden muss. Bei Magen-Darm-Befall kann es im Rahmen der Chemotherapie durch das Wegschmelzen des Lymphoms zu einem Magendurchbruch oder zu einer Perforation im Bereich des Darms kommen, sodass der Patient nach dem 1. Zyklus in jedem Fall bis zu zehn Tage nach Therapie stationär beobachtet werden sollte. Auch die Mantelzell-Lymphome sind zum jetzigen Zeitpunkt nicht heilbar.

Morbus Waldenström

Beim Morbus Waldenström, der vor allem bei älteren Patienten auftritt, kommt es zu einer Mehrproduktion des Immunglobulins IgM mit konsekutiver Erhöhung des Gesamteiweißes. Die Patienten sind vor allem durch eine Erhöhung der Viskosität des Blutes gefährdet. Zusätzlich kann es ebenfalls zum Auftreten einer Knochenmarkinsuffizienz, also zu einem Abfall von Leukozyten, Hb und Thrombozyten kommen. Die Therapie besteht meist in der Gabe von Chlorambucil (Leukeran®).

Multiples Myelom (= Plasmozytom)

Das Plasmozytom wird gemäß der Stadieneinteilung nach *Durie* eingeteilt.

Stadieneinteilung des Plasmozytoms nach *Durie* und *Salmon*	

Stadium I	alle nachfolgend genannten Kriterien müssen erfüllt sein:
	– Hämoglobin > 10 g/dl
	– Serumkalzium im Normalbereich (< 2,6 mmol/l)
	– radiologisch normale Knochenstruktur oder solitäre Osteolyse
	– niedrige Plasmaproteinkonzentration
	  – IgG < 5000 mg/dl
	  – IgA < 3000 mg/dl
	  – Bence-Jones-Protein > 4 g/24-h-Urin

Stadium II	Befunde, die weder dem Stadium I noch dem Stadium III entsprechen

Stadium III	zumindest ein Kriterium muss erfüllt sein:
	– Hämoglobin < 8,5 g/dl
	– Serumkalzium (> 3 mmol/l)
	– radiologisch fortgeschrittene osteolytische Knochenläsionen
	– hohe Plasmaproteinkonzentration
	  – IgG < 7000 mg/dl
	  – IgA < 5000 mg/dl
	  – Bence-Jones-Protein > 12 g/24-h-Urin

Subklassifikation in	
A	Serumkreatinin < 2 mg/dl
B	Serumkreatinin > 2 mg/dl

Abzugrenzen von einem symptomatischen, behandlungspflichtigen multiplen Myelom sind die monoklonale Gammopathie unbestimmter Signifikanz (MGUS) und das smouldering multiple Myelom.

Nach der Stadieneinteilung von Durie sind die Stadien II und III behandlungsbedürftig.

Beim multiplen Myelom kommt es zu einer pathologischen Vermehrung der Plasmazellen. Plasmazellen gehören zu den Lymphozyten und stellen diejenigen Zellen dar, die die Immunglobuline (IgG, IgA, IgM, IgE) produzieren. Pathologische Plasmazellen zeichnen sich durch die Produktion eines speziellen Immunglobulins aus, z. B. des IgG, und das resultierende Plasmozytom wird danach benannt (z. B. IgG-Plasmozytom oder IgA-Plasmozytom).

Das IgA-Plasmozytom hat eine deutlich schlechtere Prognose als das IgG-Plasmozytom. IgM- und IgE-Plasmozytome treten nur sehr selten auf. Eine weitere Differenzierung erfolgt, je nachdem welche Kette der Antikörper vermehrt ist. Deswegen unterscheidet man zusätzlich zwischen Lambda- und Kappa-Plasmozytomen (z. B. IgG-Plasmozytom Typ Kappa).

Plasmazellen können sich nicht nur im Knochenmark vermehren und zur Verdrängung der normalen Hämatopoese führen (also eine Knochenmarkinsuffizienz verursachen), sondern sie können sich auch in den Knochen ansiedeln und dort zu sogenannten Osteolysen führen. Diese Osteolysen sind nicht selten Ursache der Erstdiagnose, weil sie durch Frakturen oder Kompression Schmerzen verursachen können. Die Ostcolysen sind, was ganz wesentlich ist, nicht im Skelettszintigramm nachweisbar, sodass das Sklelettszintigramm im Rahmen der Diagnostik beim Plasmozytom keine Bedeutung besitzt.

Leider kommt es aufgrund der deutlich erhöhten Produktion von Immunglobulinen, die über die Niere ausgeschieden werden, nicht selten zu einem erheblichen Eiweißverlust bis hin zum nephrotischen Syndrom und durch die ständige Eiweißausscheidung zu einer kontinuierlichen Schädigung der Niere, die bis zur Niereninsuffizienz führen kann.

Eine weitere unangenehme Eigenschaft der Plasmozytome ist die Tatsache, dass sie zur Amyloidose, d. h. zur krankhaften Ablagerung von Eiweiß in Organen führen können. Hier sind vor allem Nieren, Herz, Haut und Schleimhäute betroffen. Eine Amyloidose des Herzens führt auf lange Sicht zu malignen Herzrhythmusstörungen und zur Herzinsuffizienz. Die Amyloidose der Haut kann lederartige Veränderungen (= sklerodermieartige Veränderungen) bewirken und unter Umständen das Aussehen eines Patienten in kurzer Zeit vollständig verändern.

In den letzten Jahren hat die Therapie des Plasmozytoms gute Fortschritte gemacht. All diejenigen Patienten, die massiv Eiweiß ausscheiden, Osteolysen im Skelettsystem oder aber eine Knochenmarkinsuffizienz aufweisen, sind therapiebedürftig. Alle Patienten bis 70 Jahre werden heutzutage mit einer autologen Knochenmarktransplantation behandelt. Autolog bedeutet, dass den Patienten nach einer hochdosierten Chemotherapie ihr eigenes Knochenmark zurückgegeben wird. Der autologen Knochenmarktransplantation geht immer eine Chemotherapie voraus. Diese kann in der Regel ambulant durchgeführt werden, während die Knochenmarktransplantation selbst stets in einem hämatologischen Zentrum durchgeführt werden sollte.

Bei älteren Patienten, die nicht mehr transplantiert werden können, stehen uns Medikamente wie Melphalan (Alkeran®) zur Verfügung. Die Wirkung von Melphalan kann bei Zugabe von Thalidomid und Dexamethason deutlich gesteigert werden. Allerdings sollte eine Dosisanpassung erfolgen.

Neuere Medikamente zur Behandlung des Plasmozytoms sind die Angiogenesehemmer Thalidomid (ehemaliges Contergan) und Lenalidomid (Revlimid®) sowie das Zytostatikum Bortezomid (= Velcade®). Obwohl sich insbesondere durch die Knochenmarktransplantation die Prognose der Plasmozytompatienten deutlich verbessert hat, gilt die Erkrankung auf lange Sicht noch nicht als heilbar.

10 Onkologische Notfallsituation

Obere Einflussstauung

Bei der oberen Einflussstauung kommt es zur Kompression bzw. Obstruktion der Vena cava superior. Da es sich meist um einen relativ akuten Prozess handelt, besteht häufig keine adäquate Kollateralbildung der Venenzu- und -abflüsse, sodass ein klinisches Bild der Stauung (z.B. rotes Gesicht = Plethora) resultiert. Das von dem Patienten am häufigsten angegebene Symptom ist Atemnot, gefolgt von Husten und Kopfschmerzen. Häufig stellt die obere Einflussstauung eine Blickdiagnose dar mit deutlicher Stauung der Venae jugularis externa et interna, Plethora, Schwellung von Gesicht, Nacken- und Armbereich. Gelegentlich kann es auch zur Bildung eines Kollateralkreislaufes der abgehenden Venen im Thoraxbereich kommen. Zu den genannten Symptomen können zusätzlich Sehstörungen auftreten. Verursacht wird die obere Einflussstauung durch Tumoren, Lymphknotenmetastasen im Mediastinum oder prätracheal gelegene Tumoren, seltener auch durch direkte Infiltration der Vena cava superior sowie durch Thrombosen (paraneoplastisch oder durch Venenkatheter). 20 % der Patienten mit oberer Einflussstauung leiden an einem kleinzelligen Bronchialkarzinom. Weitere häufige Ursachen sind z.B. hochmaligne Non-Hodgkin-Lymphome.

Akutmaßnahmen beim Vorliegen einer oberen Abflussstauung:

- O_2-Zufuhr
- Dexamethason (Fortecortin®) 8–16 mg i.v. (zur Verminderung des peritumorösen Ödems)
- Bestrahlung oder Chemotherapie (falls möglich vorher noch Histologie gewinnen)
- gegebenenfalls Metallstent-Implantation in die Vena cava

Hirnödem

Hirnödeme sind eine der gefürchtesten onkologischen Notfallsituationen. Das Hirn – von allen Seiten von festen Schädelknochen umgeben – hat wenig Platz, sich auszudehnen. Tritt ein Hirnödem, also eine Schwellung der Hirnsubstanz auf, kommt es sehr rasch zum Druck auf die Gehirnmasse, zu irreversiblen Schäden und oft zum raschen Todeseintritt.

Hirnödeme bei Tumorpatienten entstehen am häufigsten durch primäre Hirntumoren und Metastasen (ca. 50%). Weitere Ursachen sind eine Sinusvenenthrombose oder extremer Eiweißmangel (Lebermetastasen, nephrotisches Syndrom bei Nierenbeteiligung). Auch eine sogenannte Meningeosis carcinomatosa (= Befall der Hirnhäute durch Tumorzellen) kann zum Hirnödem führen. Die Diagnose erfolgt über CT und MRT.

Die akute Therapie des Hirnödems besteht in der i.v. Gabe von Dexamethason, Fortecortin® (16–20 mg i.v.). Je nach Ursache kommt dann eine Bestrahlung (z.B. bei Metastasen), eine Radio-Chemotherapie (z.B. bei primären Hirntumoren) oder aber auch eine alleinige Chemotherapie (z.B. bei Lymphomen) infrage. Die Therapie der Meningeosis carcinomatosa, häufig hervorgerufen durch Lymphome, Leukämien sowie solide Tumoren, erfolgt durch intrathekale Gabe von Mitoxantron, Cytarabin und Dexamethason (Fortecortin®), welche in der Regel 3 × wöchentlich appliziert werden. Das Medikament DepoCyte® (Cytarabin in lipophilisierter Form) hat vergleichbar gute Effekte und muss nur 14-tägig appliziert werden. Je nach Verlauf kann die Chemotherapie durch eine Radiatio ergänzt werden.

Akute Rückenmarkkompression

Die Rückenmarkkompression wird in den meisten Fällen durch einen Tumor im Bereich des Skelettsystems verursacht oder beruht auf einer sogenannten pathologischen Fraktur, also eine primär durch eine Tumorosteolyse verursachte Fraktur eines Wirbelkörpers. Gehäuft kommt diese Notfallsituation bei denjenigen Tumoren vor, die in das Skelettsystem metastasieren. Das sind vor allem Mammakarzinome, Prostatakarzinome, Bronchialkarzinome, multiple Myelome (= Plasmozytom) und Lymphome.

Die Patienten klagen über Schmerzen, die sich entweder allmählich zunehmend entwickelt haben oder plötzlich aufgetreten sind. Für einen schwerwiegenden Verlauf sprechen eine zunehmende Schwäche in den Extremitäten, Sensibilitätsstörungen und Mobilitätsstörungen und das Auftreten von Inkontinenz.

Zum klinischen Bild einer Rückenmarkkompression gehört auch das sogenannte Cauda-equina-Syndrom, welches durch eine Kompression des Rückenmarks unterhalb von LWK1–LWK2 hervorgerufen wird. Typischerweise klagen die Patienten hier über Blasendysfunktion (Überlaufblase!), Impotenz, Schwäche der Glutealmuskulatur und Empfindungsstörungen im Sakralbereich.

Die Therapie des Rückenmarkkompression-Syndroms besteht in der Gabe von Dexamethason (Fortecortin®) 16–20 mg i.v., ggf. sofortiger neurochirurgischer Entlastung und einer Radiatio.

Sepsis

Eine Sepsis (= schwerste systemische Infektionskrankheit) beim Tumorpatienten kann vor allem hervorgerufen werden durch:

- Knochenmarkdepression (Panzytopenie)
- Antikörpermangelsyndrom
- Venenkatheter

Die schwere Knochenmarkdepression, die sich in Leukozytenwerten unter 1000/µl zeigt, kann durch eine maligne Erkrankung per se, z. B. akute Leukämie, oder auch iatrogen (= bedingt durch den Arzt, in diesem Fall die applizierte Chemotherapie) hervorgerufen werden. Zu den gefährlichsten Erregern gehören Pneumocystis carinii sowie Pilzinfektionen. Die häufigsten Erreger sind E. coli und Staphylokokken.

Die Therapie einer Sepsis besteht in einer sofortigen Gabe von Filgrastim (Neupogen®)/Lenograstim (Granocyte®) (Wachstumsfaktoren für Stammzellen) bei iatrogen bedingter Knochenmarkdepression sowie einer entsprechenden Chemo- oder Strahlentherapie bei Leukämie bedingter Knochenmarkdepression. Zusätzlich sollte eine breite antibiotische und antimykotische Abdeckung erfolgen, wobei vor Therapiebeginn unbedingt Blutkulturen gewonnen werden sollten. Auch ein Urinstix und ein Abstrich aus dem Rachenraum sollten nicht fehlen. Eine Einweisung in ein hämatologisches Zentrum ist in der Regel unumgänglich.

Septische Verläufe, die durch liegende Katheter bedingt sind, werden im Zeitalter der Portversorgung zu einem zunehmenden Problem. Die Patienten fallen nach Infusion über den Port durch Schüttelfrost und hohes Fieber auf. Therapeutisch ist neben einer entsprechenden antibiotischen Abdeckung in der Regel die sofortige Portentfernung erforderlich.

Antikörpermangelsyndrom

Das Antikörpermangelsyndrom, welches sich im verminderten IgG-Wert zeigt, tritt vor allem bei malignen Lymphomen, insbesondere der chronisch lymphatischen Leukämie, Morbus Waldenström und Plasmozytom auf. Hier sollte bei Sepsis neben der Antibiotika- und Antimykotikatherapie die Gabe von Immunglobulinen (10–20 g i.v.) erfolgen. Die regelmäßige prophylaktische Substitution mit Immunglobulinen bei unauffälligen Patienten mit einem Antikörpermangelsyndrom ist nicht indiziert.

Kardiale Notfallsituation

Hier steht die Entwicklung eines malignen Perikardergusses bzw. die Perikardinfiltration durch einen Tumor im Vordergrund. Das klinische Bild stellt sich ähnlich dar wie bei der oberen Einflussstauung. Beim Perikarderguss besteht die Therapie in der sofortigen Entlastung durch Perikardpunktion, wobei im gleichen Vorgang ein

Zytostatikum, z.B. Mitoxantron, appliziert wird. Bei rezidivierenden Perikardergüssen besteht des Weiteren die Möglichkeit einer Perikardfensterung. Die Therapie der Perikardinfiltration muss stets interdisziplinär je nach Tumorart diskutiert werden.

Eine gar nicht so seltene kardiale Notfallsituation, insbesondere bei alten Patienten, ist der durch eine Anämie bedingte Myokardinfarkt. Ältere Patienten, die häufig durch Begleiterkrankungen, wie Hypertonus oder Diabetes primär kardial vorgeschädigt sind, tolerieren niedrige Hb-Werte sehr schlecht, sodass hier bei Hb-Werten unter 8,5 g/dl transfundiert werden sollte.

Maligne Rhythmusstörungen, z.B. infolge von Anthrazyklingabe, treten im Rahmen einer onkologischen Notfallsituation nur selten auf.

Allergische Reaktionen und Anaphylaxie

Allergische Reaktionen können bei Gabe von Zytostatika auftreten und setzen in der Regel spontan ein, also noch während der i.v. Gabe. Nicht ungewöhnlich ist eine allergische Reaktion erst während der zweiten Zytostatikagabe, wobei die erste Zytostatikagabe typischerweise gut vertragen wurde. Obwohl eine allergische Reaktion bei allen Medikamenten auftreten kann, findet sie sich insbesondere vermehrt im Zusammenhang mit der Gabe von Cisplatin, Carboplatin, Oxaliplatin und Taxanen. Bei den neueren Antikörpern wie Cetuximab (Erbitux®), Rituximab (MabThera®) und Trastuzumab (Herceptin®) kann neben einer sofortigen auch eine verzögerte allergische Reaktion auftreten, weswegen die Patienten auch nach Abschluss der Antikörperinfusion noch für einige Zeit in der Praxis beobachtet werden sollten. Zusätzlich müssen die Patienten über eine verzögerte allergische Reaktion aufgeklärt werden.

Die sofortige Therapiemaßnahme besteht in der Gabe von Dexamethason (Fortecortin®) (z.B. 8 mg i.v.), einer Ampulle Dimetindenmaleat (Fenistil®) und bei Bedarf O_2-Zufuhr.

Atemnot

Akute Atemnot kann auftreten durch einen tumorbedingten direkten Verschluss der Trachea oder eines Bronchusstammes. Eine weitere Ursache stellt die sogenannte Lymphangiosis carcinomatosa dar. Hierbei sind die Lymphgefäße der Lunge mit Tumorzellen ausgekleidet, was zu einer deutlichen O_2-Diffusionsstörung führt. Seltenere Ursachen sind ein Lungenödem (kardial oder durch Eiweißmangel bedingt) oder eine akute Lungenblutung. Hier besteht die notfallmäßige Therapie in O_2-Gabe und ggf. Dexamethason-Gabe.

Akute Blutungen

Akute Blutungen, vor allem im HNO-Bereich, können zum einen durch Thrombopenien, zum anderen durch Tumoreinbruch in ein Blutgefäß auftreten. Die akute arterielle Blutung, wie sie gelegentlich bei HNO-Tumoren oder Bronchialkarzinomen zu beobachten ist, ist in der Regel nicht beherrschbar und führt meist rasch zum Tode. Hier bleiben therapeutisch nur rein supportive Maßnahmen wie die Gabe von Dormicum, Abdecken mit am besten farbigen Tüchern und persönlicher Beistand übrig.

Bei thromobopenisch bedingten Blutungen sollten umgehend Thrombozyten ersetzt und wenn möglich eine Kompression erfolgen (vor allem bei Nasenblutung Tamponade setzen). Bei thrombopenisch bedingten Hirnblutungen ist aber die Gesamtprognose häufig infaust.

Ileus und Darmperforation

Eine Ileus-Symptomatik tritt vor allem bei Patienten mit Peritonealkarzinose auf. Am häufigsten sind hier die Patienten mit Ovarialkarzinom und gastrointestinalen Tumoren betroffen.

Der Patient klagt über massive, kolikartige Bauchschmerzen, gelegentlich über Durchfall; Erbrechen von Speisen und Getränken tritt häufig auf. Hin und wieder kommt noch Erbrechen von Stuhl (= sogenanntes Miserere) hinzu.

Die Therapie besteht neben der sofortigen Anlage einer Magensonde möglichst in einer operativen Intervention. Aufgrund einer häufig bestehenden Peritonealkarzinose sind chirurgische Eingriffe oft nicht möglich, sodass nur eine rein symptomatische Therapie durchgeführt werden kann. Einläufe, Metoclopramid und Beginn einer parenteralen Ernährung können hier sehr hilfreich sein. Gelegentlich tritt ein Ileus auch im Rahmen einer Morphintherapie auf, insbesondere dann, wenn die prophylaktische Laxanziengabe entweder nicht erfolgte oder vom Patienten nicht durchgeführt wurde. Hierbei reicht ein Einlauf, um die Problematik zu beheben. Zusätzlich sollte eine nochmalige ausführliche Beratung des Patienten erfolgen.

Seltener, aber umso gefährlicher sind Darmperforationen, wie sie vor allem im Zusammenhang mit einer Chemotherapie bei Patienten mit Lymphombefall des Gastrointestinaltraktes auftreten können. Besonders sollte man das verzögerte Auftreten der Komplikationen meist 7–10 Tage nach Chemotherapie beachten. Zumindest nach dem ersten Zyklus empfiehlt sich die stationäre Beobachtung des Patienten für 10 Tage. Die Therapie besteht in der sofortigen operativen Intervention.

Hyperkalzämie

Die Hyperkalzämie stellt eine onkologische Notfallsituation dar, die vor allem Patienten mit ausgedehnten Skelettmetastasen (z.B. beim Mammakarzinom) und Patienten mit malignem Myelom betrifft. Häufige Symptome sind Schwäche, Depression, Erbrechen, Bauchschmerzen, Polyurie, Exsikkose und Arrhythmien.

Die Therapie besteht in der Gabe von Bisphosphonaten und symptomatischer Therapie.

Tumorlyse-Syndrom

Das Tumorlyse-Syndrom kann bei der Therapie maligner Erkrankungen mit großer Tumormasse, insbesondere bei Leukämien oder beim Lymphom auftreten. Durch rasches Ansprechen der Chemotherapie kommt es zu einem plötzlichen, massiven Zerfall der Tumorzellen und damit zu einem deutlichen Anstieg von Kalium und Harnsäure. Als Folge hiervon können Nierenversagen und Arrhythmien auftreten. Die Therapie erfordert eine intensive medizinische Betreuung. Zur Vermeidung eines Tumorlyse-Syndroms wird in der Regel prophylaktisch bei dieser Patientengruppe eine sogenannte Vorphase vor der eigentlichen Chemotherapie verabreicht. Diese Vorphase, die z. B. aus Vincristin und Prednison besteht, führt zu einem langsamen und kontrollierbaren Zellzerfall der Tumormassen. Zusätzlich empfiehlt sich die Gabe von Allopurinol oder gegebenenfalls Rasburicase (Fasturdec®).

11 Paraneoplastische Syndrome

Die sogenannten paraneoplastischen Syndrome werden durch eine maligne Erkrankung verursacht, ohne dass eine direkte Beziehung zum Tumor oder zu Metastasen nachgewiesen werden kann. Gelegentlich treten sie als erste Tumormanifestation auf und werden dann oft zunächst anderen Krankheitsbildern zugeordnet. Paraneoplastische Syndrome treten bei ca. 10 % aller Tumorpatienten auf, wobei insbesondere Patienten mit Bronchialkarzinom, Pankreaskarzinom, Mammakarzinom, Prostatakarzinom sowie Ovarialkarzinom betroffen sind.

Die Ursache paraneoplastischer Syndrome ist letztlich noch unklar. Am ehesten scheinen eine Störung im Bereich des Hormonhaushaltes und Interferenzen (= Wechselwirkungen) von Tumorantikörpern eine Rolle zu spielen.

Einige der häufigsten paraneoplastischen Syndrome:

Syndrom der inadäquaten ADH-Sekretion (SIADH)
Die Patienten fallen durch eine ausgeprägte Hyponatriämie auf, die sich zumeist in Verwirrtheit und Apathie äußert. Die Therapie besteht in einer Flüssigkeitsrestriktion (0,5–1 Liter pro Tag) sowie Desmopressin.

Cushing-Syndrom
Hier kommt es tumorbedingt zu einer ACTH-Überproduktion, die sich klinisch wie der klassische Morbus Cushing äußert (Stiernacken, mondförmiges Gesicht).

Lambert-Eaton-Syndrom

Hier handelt es sich um eine neurologische Störung, wobei man davon ausgeht, dass 60 % der Patienten mit einem Lambert-Eaton-Syndrom an einem malignen Tumor leiden.

Polyglobulie

Polyglobulien treten vor allem infolge von Erythropoetin produzierenden Tumoren auf, insbesondere von Nierenzellkarzinomen.

Hämolytische Anämien

Hier kommt es zum Zerfall der Erythrozyten. Eine Problematik, die vor allem bei niedrigmalignen Lymphomen, speziell bei der CLL beobachtet wird. Die Therapie besteht in Kortisongabe.

Hautveränderungen

- *Akanthosis nigricans* (= dunkle Verfärbung im Bereich der Beugestellen und der Axilla); tritt vor allem bei gastrointestinalen Tumoren auf.
- *Vasculitis am Handgelenk.* Hier sind vor allem Patienten mit Bronchialkarzinomen betroffen.

Thrombosen

Durch tumorbedingte Störungen im Bereich des Gerinnungssystems treten bei Tumorpatienten gehäuft Thrombosen auf. Tiefe Beinvenenthrombosen bei Patienten unter 40 Jahren deuten sehr häufig auf einen Tumor im gastrointestinalen Bereich hin. Diese Patienten sollten sorgfältig z.B. auf ein Kolon-, Pankreas- und Magenkarzinom untersucht werden. Alle anderen Patienten mit weit fortgeschrittenen Tumoren haben ein deutlich erhöhtes Risiko, an Lungenembolien zu versterben.

Bei Patienten, die mit einem Subklavia- oder Unterarm-Port versorgt sind, kann es zudem zu Thrombosen im Bereich des betroffenen Arms kommen. Die Therapie besteht aus einer systemischen Antikoagulation, die auf Dauer durchgeführt werden sollte. Zusätzlich sollte bei Patienten, die im Bereich des Beckens oder wegen einer oberen Einflussstauung bestrahlt werden, prophylaktisch eine niedermolekulare Heparinisierung erfolgen.

12 Transfusionsmedizin

Bei den Transfusionen unterscheidet man die sogenannten Erythrozytentransfusionen, bei denen nur Erythrozyten ohne Plasma und weitgehend ohne Leukozyten (gefilterte Erythrozyten) übertragen werden, von den Thrombozytentransfusionen, bei denen ausschließlich Thrombozyten übertragen werden und den in manchen Fällen erforderlichen Plasmatransfusionen (FFP = fresh frozen plasma). In der täglichen hämatologisch-onkologischen Praxis spielen vor allem die Erythrozyten- und Thrombozytentransfusionen eine große Rolle.

Indikation

Die Indikation für Bluttransfusionen besteht bei einem erniedrigten Hb-Wert, wobei dieser sehr individuell zu beurteilen ist. Manche Patienten, vor allem Kinder, tolerieren einen Hb-Wert zwischen 7 und 8 g/dl, ohne transfusionspflichtig zu sein, während ältere Patienten häufig bereits bei Hb-Werten unter 9 g/dl über kardiale Symptomatik und Atemnot klagen. Thrombozyten sollten nicht bei Werten über 10 000/µl transfundiert werden, es sei denn, es liegt eine akute thrombozytopenisch bedingte Blutung vor.

Blutgruppen

Die Gene des Blutsystems A1, A2, B und 0 liegen auf dem Chromosom 9. Die häufigsten AB0-Blutgruppen in Mitteleuropa sind A1 und 0:

AB0-Blutgruppenverteilung in Mitteleuropa	
0	39%
A1	38%
A2	10%
B	9%
A1B	3%
A2B	1%

Bei Trägern der Blutgruppe A tragen die Erythrozyten das Antigen A und bilden den Antikörper Anti-B, bei Trägern der Blutgruppe B tragen die roten Blutzellen das Antigen B und bilden den Antikörper Anti-A.

Bei Trägern der Blutgruppe 0 besitzen die Erythrozyten keines der beiden Antigene. Im Serum finden wir Anti-B und Anti-A. Bei Trägern der Blutgruppe AB tragen die Erythrozyten die Antigene A und B. Es liegen aber dafür im Serum keine Antikörper vor. Es sollte, falls möglich, stets blutgruppengleich transfundiert werden.

Bei Konservenmangel gelten folgende Regeln:

0-EK*	können transfundiert werden auf Träger der Blutgruppe 0/A/B/AB
A-EK*	können transfundiert werden auf Träger der Blutgruppe A/AB
B-EK*	können transfundiert werden auf Träger der Blutgruppe B/AB
AB-EK*	können transfundiert werden auf Träger der Blutgruppe AB

* EK = Erythrozytenkonzentrat

Vor Transfusion einer Konserve muss die AB0-Identität nicht nur vom Roten Kreuz, sondern nochmals vom Arzt am Krankenbett kontrolliert werden. Dies geschieht mit dem sogenannten Bedside-Test (siehe unten), bei dem mit Antiseren vorgefertigte Kartensysteme zum Einsatz kommen.

Patientenerythrozyten oder Konservenerythrozyten		Blutgruppe
Anti-A*	Anti-B**	
+	–	A
–	+	B
+	+	AB
–	–	0

* vorgefertigtes Serum, das Antikörper gegen die Blutgruppe A enthält

** vorgefertigtes Serum, das Antikörper gegen die Blutgruppe B enthält

+ Agglutination (Verklumpung der Erythrozyten)

– keine Agglutination

Beispiel: Antikörper Anti-A auf der Bedside-Test-Karte reagieren mit Blutgruppe A von Patienten oder von Konserven in Form einer Agglutination. Der Bedside-Test wird sowohl mit den Patientenerythrozyten als auch mit den Konservenerythrozyten durchgeführt; beide Tests müssen zum gleichen Ergebnis kommen.

Thrombozyten können blutgruppenungleich transfundiert werden, da Thrombozyten keine entsprechenden Antigene tragen.

Ein weiteres Blutgruppensystem ist das sogenannte Rhesussystem, welches auf dem Chromosom 1 liegt. Wir unterscheiden Rhesus-positive Menschen (85 % der Bevölkerung) und Rhesus-negative Menschen (15 % der Bevölkerung). Bekommt ein Rhesus-negativer Mensch Rhesus-positives Blut wird zu 80 % ein Antikörper D gebildet. Dieser kann bei erneuter Transfusion von Rhesus-positivem Blut zur Hämolyse (= Zerfall der Erythrozyten) führen. D-negative

Menschen dürfen daher nur D-negativ transfundiert werden. Ist aus Notfallgründen die Transfusion von D-positiven Thrombozyten auf D-negative Träger erforderlich, kann eine i.v. Gabe von Anti-D-Immunglobulinen erfolgen, eine sogenannte Rhesus-Prophylaxe.

Vor Transfusion von Erythrozytenkonzentraten/Thrombozytenkonzentraten sollte der Patient entsprechend über die Risiken aufgeklärt sein und schriftlich seine Einwilligung gegeben haben.

Risikofaktoren

Hämolytische Transfusionsreaktion

Hierbei unterscheidet man eine sofortige und eine verzögerte Reaktion. Die sofortige Reaktion tritt ca. 1–2 Stunden nach Transfusion auf und ist gekennzeichnet durch Schüttelfrost, Kreuzschmerzen, Fieber, ggf. Kopfschmerzen und Brechreiz. Da mit Kreislaufstörungen bis zum Kreislaufversagen zu rechnen ist, sollte eine sofortige Klinikeinweisung erfolgen. Die transfundierte Konserve muss in jedem Fall sichergestellt werden.

Verzögerte Reaktionen sind seltener und treten oft erst Wochen nach Transfusion auf. Diese beruhen auf einer gesteigerten Produktion (Boosterung) von bestehenden Antikörpern, Symptome sind Fieber und leichter Hb-Abfall, manchmal zusätzlich Ikterus. Es kommt nur selten zu lebensbedrohlichen Komplikationen.

Allergische Transfusionsreaktion

Diese beruht auf einer Antikörperbildung gegen Bestandteile des restlichen Blutplasmas und tritt schlagartig bei Beginn der Transfusion auf. Gehäuft finden wir eine derartige Reaktion bei Patienten mit IgA-Mangel, sodass diese Patienten besonders beobachtet werden sollten. Die Sofortmaßnahmen bestehen in einer Unterbrechung der Transfusion und in der Gabe von Dimetindenmaleat (Fenistil®) und Kortison.

Im Gegensatz zu der seltenen allergischen Transfusionsreaktion ist die urtikarielle Transfusionsreaktion relativ häufig. Die Patienten entwickeln ein juckendes Erythem, z. T. mit Quaddelbildung. Entsprechende Maßnahmen sind ein Unterbrechen der Transfusion und Dimetindenmaleat(Fenistil®)- und Kortisongabe.

Übertragung einer Infektion

Bei den möglicherweise übertragbaren Infektionen spielt vor allem das Zytomegalie-Virus eine große Rolle. Mindestens 50 % der Bevölkerung sind CMV-Träger (Infektion bereits in der Kindheit ohne klinische Auffälligkeit erfolgt). Wird einem CMV-negativen Patienten, dessen Immunsystem z.B. durch Knochenmarktransplantation oder Nierentransplantation supprimiert ist, eine CMV-positive Konserve übertragen, kann dieser an einer schweren Zytomegalie-Virus-Erkrankung erkranken. Dies gilt vor allem auch bei Patienten, die zytostatisch behandelt werden. Auch bei Patienten, bei denen eine Knochenmarktransplantation geplant ist, darf bei CMV-negativen Patienten oder unbekanntem CMV-Status kein CMV-positives Blut übertragen werden. Zusätzlich sollten die Konserven bestrahlt werden, um die restlichen Leukozyten zu inaktivieren und damit eine entsprechende Antikörperentwicklung zu vermeiden.

Die Risiken einer viralen Übertragung mit HBV (Hepatitis-B-Virus), HCV (Hepatitis-C-Virus) und HIV sind wie folgt:

HCV   1 : 13 000 000
HIV   1 : 11 000 000
HBV   1 : 100 000

Neben Viren können auch Bakterien (z.B. Staphylokokken, Enterobakterien) übertragen werden. Eine Septikämie tritt im Verhältnis von 1 : 10 000 bei Transfusionen auf, lebensbedrohliche Reaktionen bei 1 : 400 000 Transfusionen und tödliche Ausgänge bei 1 : 600 000 Transfusionen.

13 Schmerztherapie

Um einen Schmerzpatienten therapieren zu können, ist die Kenntnis unterschiedlicher Schmerzformen wesentlich. Der Schmerz gliedert sich in fünf große Gruppen:

Schmerzformen

Nozizeptiver Schmerz

Diese Schmerzform ist eine häufige Schmerzform des Tumorpatienten und geht von den Knochen oder Gelenken (somatisch) oder aber von den Eingeweiden (viszeral) aus.

Neuropathischer Schmerz

Dieser Schmerz ist ein typischer peripherer Schmerz, wie wir ihn z.B. im Rahmen eines ausgedehnten Herpes zoster beobachten können (sogenannte Zosterneuralgie). Darunter fallen z.B. auch Schmerzen bei Wurzelkompression oder Polyneuropathien oder auch Schmerzen, wie sie beim Bandscheibenvorfall auftreten.

Somatoformer oder psychogener Schmerz

Dieser Schmerz ist primär keiner anatomischen oder funktionellen Struktur zuzuordnen. Der psychogene Schmerz stellt einen besonderen Schwerpunkt der Tumorbehandlung dar. Hier spielen vor allem das Schmerzempfinden und die Schmerzauffassung der betroffenen Person eine große Rolle.

Gemischter Schmerz

Alle drei Schmerzkomponenten sind enthalten.

In der Regel liegt bei den Tumorpatienten der gemischte Schmerz vor.

Durchbruchschmerz

Trotz Dauertherapie kommt es bei bis zu 80 % der Schmerzpatienten zu sog. Durchbruchschmerzen. Der Durchbruchschmerz tritt innerhalb weniger Minuten auf und hält maximal 30 Minuten an. Er erfordert eine sofortige Therapie mit schnell wirksamen Opioiden (z. B. schnell wirkendes Fentanyl in Form von Sublingualtabletten, Bukkaltabletten oder Nasensprays).

Der Schmerz als solcher darf nicht nur als Symptom, sondern sollte als eigene Krankheit aufgefasst werden, die durchaus unterschiedliche Gründe aufweisen kann. Vor allem der psychogene Teil des Schmerzes ist dem betroffenen Patienten oft nicht bewusst und wird ihm erst in einem klärenden Gespräch präsent. Damit wird deutlich, dass in der Schmerztherapie nicht nur reine Schmerzmittel Verwendung finden, sondern auch Antidepressiva ihren Stellenwert haben. Besonders sei darauf hingewiesen, dass der neuropathische Schmerz nicht gut auf eine Opioidtherapie anspricht, sondern z. B. gut mit Amitryptilin oder Gabapentin kontrolliert werden kann. Bei Patienten mit fortgeschrittenem Tumorleiden ist eine adäquate Schmerztherapie in der Regel erforderlich.

Diese wird nach dem sogenannten WHO-Stufenschema, das 1996 veröffentlicht wurde, durchgeführt:

WHO-Stufenschema

Stufe 1: Nichtopioidanalgetikum (z. B. Ibuprofen, Diclofenac)
Stufe 2: schwach wirkendes Opioid (z. B. Tramadol)
Stufe 3: stark wirkendes Opioid (z. B. Oxycodon, Hydromorphon)

Für viele Patienten reicht bereits zu Beginn die Stufe 1 oder Stufe 2 nicht mehr aus, sondern man muss oft bereits mit Stufe-3-Opioiden einsteigen. Zur Komedikation für ein Opioid eignet sich Metamizol (Novalgin®), Paracetamol, Diclofenac. Kontraindiziert in der Kombination mit Opioiden sind Medikamente wie Tramal® und Valoron®, da sie die Wirkungsweise eines Opioids aufheben. Antidepressiva können unbedenklich parallel zu Morphinen verabreicht werden.

Opioide werden heute in unterschiedlichen Formen angeboten:

- oral in Form von retardierten oder sofort wirksamen Präparaten
- in Form von löslichen Granulaten (z. B. MST-Granulat)
- in Form von Zäpfchen
- in Form von Schmerzpflastern
- in Form von subkutaner, i.v. oder intrathekaler Gabe
- in Form von Sticks, Nasensprays, sublingualen oder bukkalen Tabletten

Opioide haben gewisse Nebenwirkungen, zu denen insbesondere eine Obstipation, eine anfängliche Übelkeit, gelegentlicher Schwindel, aber auch Albträume gehören. Um das Auftreten der Nebenwirkungen möglichst gering zu halten, sollte der Patient von Anfang an mit Laxanzien (z. B. Movicol® oder Laxoberal®) sowie Antiemetika (z. B. MCP®-Tropfen) versorgt werden. Gegen das Auftreten von Albträumen hilft Haloperidol (z. B. Haldol®).

Die sogenannten Schmerzsticks sind nur für den Durchbruchschmerz oder die Schmerzspitzen geeignet, wobei in der Tumorschmerztherapie die Gabe von schnell wirksamen Morphinpräparaten, z. B. Sevredol® oder Palladon®-2,6, vorgezogen wird.

Die bei den Patienten und auch vielen Hausärzten sehr beliebte Pflastertherapie ist in der Behandlung von Tumorpatienten eher ungünstig, da eine Anpassungsmöglichkeit an die gerade bei Tumorpatienten ständig wechselnden Schmerzen fehlt. Zusätzlich liegt bei vielen Tumorpatienten gerade im Finalstadium eine Kachexie vor. Bei einer Kachexie wird das Opioid, das über ein Pflaster verabreicht wird, vermindert über die Haut aufgenommen und wirkt in der Regel nicht ausreichend. Auch schnell progrediente Schmerzen, wie sie bei einem schnell wachsenden Tumor vorliegen, oder deutlich bewegungsabhängige Schmerzen sind mit einem Pflaster nicht gut therapierbar. Zudem haben die Schmerzpflaster eine sehr hohe Plasmaeiweißbindung, sodass eine Interaktion mit anderen Medikamenten (Omeprazol oder Glibenclamid) auftreten kann.

Besonders ist zu beachten, dass gerade bei schwer zu beeinflussenden Schmerzen oder aber bei Patienten mit mangelnder enteraler Resorption, wie es z. B. bei Patienten mit Magenkarzinom oder Peritonealkarzinose der Fall ist, zügig auf intrakutane oder intravenöse Pumpensysteme umgestellt werden sollte. Hilfreich ist es, unter der Schmerztherapieeinstellung und auch während der gesamten Schmerztherapie die Patienten immer wieder nach dem Grad ihrer Schmerzen zu fragen, wobei sich hier der Einsatz einer Schmerzskala (0 = kein Schmerz, 10 = starker Schmerz) gut bewährt hat.

Kann durch eine Opioidtherapie keine ausreichende Schmerzfreiheit erzielt werden, kommen folgende Komedikationen infrage:

1. Präparate aus dem WHO-Stufenschema, Stufe 1, z. B. Metamizol (Novalgin®), Ibuprofen, Paracetamol, Diclofenac
2. Antidepressiva, z. B. Amitriptylin oder Gabapentin
3. Antiepileptika, z. B. Pregabalin (Lyrica®)
4. Fortecortin

Gerade beim Fortecortin muss immer wieder betont werden, dass es durch seine abschwellende Wirkung ein hervorragendes Schmerzmittel darstellt. Unter Fortecortin-Therapie sollte der Blutzucker, insbesondere bei Diabetikern, wegen des zu erwartenden Blutzuckeranstieges engmaschig kontrolliert werden.

Neuerdings stehen sehr schnell wirksame Opioide zur Verfügung. Sie sind als Sublingualtabletten (Effentora®, Abstral®) oder als Nasenspray (Fentanyl-Spray) erhältlich. Auch starke Durchbruchschmerzen können mit den schnell wirksamen Opioiden meist rasch und effektiv therapiert werden.

14 Pflege

Portsysteme

Seit etwa 15 Jahren haben sich die sogenannten Portsysteme in der Therapie hämato-onkologisch erkrankter Patienten etabliert. Hierdurch konnte die Rate der Paravasate und der damit verbundenen oft ernsten Komplikationen deutlich gesenkt werden. Es bestehen nur wenige Gründe, die gegen die Implantation eines Portsystems sprechen, z.B. Allergie gegen die verwendeten Materialien, schwere chronisch-obstruktive Lungenerkrankungen, Zustand nach Bestrahlung der vorgesehenen Implantationsstelle und Zustand nach venöser Thrombose oder nach gefäßchirurgischen Eingriffen.

Die Portsysteme stehen uns als Subklavia-Port, als peripherer Port am Unterarm oder auch als Hepatica-Port zur Verfügung.

Die Portsysteme, insbesondere der Subklavia-Port, werden im Rahmen eines ambulanten Eingriffes implantiert. Der Eingriff dauert ca. eineinhalb Stunden und wird unter sterilen Bedingungen im OP durchgeführt. Nur porterfahrene Kliniken sollten diese Systeme implantieren, weil nur so die Portkomplikationen, die sich vor allem durch zu lange Schlauchverbindung, schlechte Konnektion oder Abgleiten des Ports entwickeln, vermieden werden können. Bei der Portanlage sollte darauf geachtet werden, dass der Port nicht zu tief im Fettgewebe liegt, da sonst ein Anstechen des Ports nur schwer möglich ist und zudem bei den dann erforderlichen langen Nadelsystemen mit Diskonnektionen und Paravasaten zu rechnen ist.

Der Port kann direkt nach Implantation angestochen werden. Hierzu sollten nur Nadeln mit speziellem Schliff, die sogenannten Huber-Nadeln, benutzt werden. Andere Kanülen sind streng kontraindiziert, da sonst das Silikon des Ports beschädigt wird und eine Neuimplantation erforderlich werden würde. Das Einstechen und die Pflege des Ports müssen geübt werden, um Verletzungen oder Infektionen zu vermeiden.

Wichtig ist die Beibehaltung steriler Bedingungen, das heißt, es sollte eine entsprechende Händedesinfektion und eine lokale Desinfektion erfolgen. Das Portsystem wird vor Benutzung mit Kochsalz gefüllt, die Nadel dann senkrecht eingestochen. Ein Durchstechen des Ports ist aufgrund des Metallbodens nicht möglich. In etwa drei Viertel der Fälle lässt sich Blut aspirieren, sodass man hier von einer sicheren Lage ausgehen kann. Ein Viertel der Ports ist nicht rückläufig. Lässt sich Kochsalz aber leicht applizieren und gibt der Patient kein Brennen an, kann von einer korrekten Lage der Portnadel ausgegangen werden. Die Portnadel sollte wöchentlich gewechselt werden. Bei nicht benutztem Port genügt eine Durchspülung der Kammer alle 3 Monate.

Zurzeit erfolgt die Portspülung noch mit NaCl und niedrig dosiertem Heparin (10 ml NaCl und 2000 I.E. Heparin), einige Kliniken verzichten mittlerweile auf den Heparinzusatz vollständig. Das Durchspülen des Ports darf ebenfalls nicht mit normalen Kanülen erfolgen, auch hier ist die Benutzung einer Huber-Nadel, die es auch als spezielle, sehr kostengünstige Spülnadeln gibt, erforderlich. Beim Portspülen oder bei der Medikamenten-Applikation sollten nur 10-ml- oder 20-ml-Spritzen verwendet werden. 2-ml- oder 5-ml-Spritzen erzeugen einen hohen Spritzdruck im Kathetersystem und können zu dessen Sprengung führen. Ein gut gepflegter Port kann Jahre liegen. Oft kommt es aber im Laufe der Behandlung zu einer Kachexie des Patienten, sodass sich der Port durch die Haut durchdrückt und zur Hautnekrose führt. Ein solcher Port muss umgehend revidiert werden.

Selten treten die sogenannten Port-Sepsen auf, die sich in Schüttelfrost und Fieber kurz nach i.v. Gabe eines Medikamentes über den Port klinisch bemerkbar machen. Diese Port-Sepsen sind mit Antibiotika in der Regel nicht angehbar, da die auf dem Kunststoffschlauch liegenden Keime nicht ausreichend vernichtet werden können.

Fast immer muss der Port entfernt werden, eine systemische Antibiotikatherapie erfolgen und nach Abklingen aller Entzündungswerte ein neuer Port implantiert werden.

Mukositis

Mukositis heißt übersetzt Schleimhautentzündung. Schleimhautentzündungen können an unterschiedlichen Stellen des Körpers lokalisiert sein, häufig z.B. im Mund- und Rachenraum (Stomatitis), im Bereich der Speiseröhre (Ösophagitis), im Magen-Darm-Trakt (Gastroenteritis) sowie im Bereich der Blase als Zystitis.

Im onkologischen Pflegebereich steht die Stomatitis an erster Stelle.

Die Stomatitis entwickelt sich häufig auf dem Boden einer sogenannten Xerostomie (= Mundtrockenheit). Patienten mit Xerostomie sind besonders anfällig für Schädigungen im Bereich der Schleimhäute. Symptome der Xerostomie kennen wir als Mundtrockenheit und als schwerfälliges Sprechen. Die Patienten geben an, die Zunge klebe am Gaumen und der Geschmackssinn nehme ab.

Die Stomatitis selbst äußert sich durch schmerzhafte Schwellungen im Mund-Rachen-Bereich. Klinisch bemerkt man im Bereich der Mundhöhle Rötungen und Belege sowie Mundgeruch. Entscheidend beteiligt bei der Stomatitis sind Erreger wie Pilze (insbesondere Candida), erkennbar an den weißlichen, schwer abwischbaren Belägen im Zungen- und Wangenbereich, Viren (z.B. Zytomegalie-Virus mit den typischen Mundulzera) und Bakterien. Stomatiden bei onkologisch-hämatologischen Patienten können vor allem hervorgerufen werden durch die spezifischen Therapien, z.B. durch eine Radiotherapie im HNO-Bereich, durch eine Chemotherapie mit nachfolgendem Pilzbefall und Mundulzerationen sowie durch orale Infektionen, die zudem durch die Chemotherapie bedingte Immunschwäche gefördert werden. Zusätzlich spielen auch eine verminderte Nahrungs- und Flüssigkeitsaufnahme (z.B. bei chemo- oder radiatiobedingter Übelkeit), eine verminderte Speichelproduktion (Zustand nach Radiatio) sowie eine therapiebedingte verminderte Zellerneuerung und Zellatrophie der basalen oralen Mukosa eine Rolle. Besonders häufig tritt eine Mukositis nach toxischen Protokollen auf, insbesondere nach einer Knochenmarktransplantation. Aber auch in der Praxis sehen wir eine Mukositis häufig nach aggressiven adjuvanten Protokollen wie FEC, PLF oder ECF oder aber bei kombinierter Radio-Chemotherapie im Hals-Nasen-Ohren-Bereich.

Das gleiche trifft auf die Ösophagitis zu, die insbesondere während der Therapie des Ösophaguskarzinoms oder des Bronchialkarzinoms bei einer Kombinationstherapie von 5-FU/Cisplatin und Strahlentherapie auftritt.

Die Stomatitis wird nach einem Schema der WHO eingeteilt, die Unterscheidung verläuft von Grad I–IV. Diese ist in der Tabelle auf der folgenden Seite dargestellt.

Ziel der Behandlung einer Stomatitis/Ösophagitis ist es, dem Patienten möglichst die Schmerzen zu nehmen, die bakterielle Besiedelung der Schleimhäute zu verringern und dem Patienten einen oralen Kostaufbau zu ermöglichen. Lokal wirkende Schmerzmittel sind z.B. Lidocain- oder Xylocain®-Lösung, lidocainhaltige Gels oder Salben sowie spezielle Mundspüllösungen.

Die in unserer Praxis zurzeit gebräuchliche Mundspüllösung ist als Beispiel aufgeführt.

- Hydrocortisonac   0,5 ml
- Tetracain-HCL   1,0 ml
- Dexapanthenol-Lös. 5 % 20,0 ml
- gereinigtes Wasser   57,4 ml
- Propylenglykol   15,0 ml
- Kamillosan-Konzentrat 2,0 ml
- Hexetidin-Lösung 0,1 % 4,0 ml

Schweregrad	Objektive Symptome	Subjektive Symptome
Grad I	leichte Rötung einzelner Stellen und Schwellungen der Mundschleimhaut bzw. Gingiva	Schmerzempfindlichkeit, Überempfindlichkeit bei heißen und scharfen Speisen und Getränken, Brennen
Grad II	fleckenförmige Stomatitis, vereinzelte fibrinöse Beläge, kleine Erosionen, helle Flecken (Durchmesser unter 5 mm)	Schmerzen beim Essen, Einnahme weicher Speisen meist noch möglich
Grad III Fortgeschrittenes Stadium	konfluierende Stomatitis, flächige Erosion an der Mundschleimhaut bzw. Gingiva oder Gaumen, evtl. leicht blutende Ulzerationen, betroffen ca. 25 % der Mundschleimhaut, Verkrustungen, vereinzelt oder gehäuft Aphten (schmerzende weiße oder rote kleine Bläschen)	sehr starkes Brennen und starke Schmerzen, nicht nur bei der Nahrungsaufnahme, der Patient mag oft nur noch Flüssiges zu sich nehmen
Grad IV	blutende Ulzerationen, Nekrosen, betroffen ca. 50 % der Mundschleimhaut	sehr starke Schmerzen, perorale Ernährung ist nicht mehr möglich
Ösophagitis	die gleichen Symptome wie bei Stomatitis	Schwierigkeiten und Schmerzen beim Schlucken und bei der Aufnahme fester Nahrung und Flüssigkeit, „Kloß im Hals", sternale Schmerzen

Wundheilungsfördernd sind Gels wie Actihaemyl®-Gel. Zusätzlich sollten bei Pilzbefall Präparate wie Amphotericin B (z.B. Ampho-Moronal® oder Nystatin-Lösung) eingesetzt werden. Pflegerisch kann die Abheilung einer Stomatitis weiter unterstützt werden durch das regelmäßige Spülen mit Kamille-, Malven- oder Salbeitees sowie desinfizierende Mundspülmittel wie Chlorhexidin oder Polyvidon-Jod-Lösung. Einige Substanzen wie Wasserstoffperoxid 3 % oder Natriumbicarbonat sollten nur in Zusammenarbeit mit einem Pflegedienst angewandt werden.

Mundtrockenheit lässt sich durch Kaugummikauen, saure Bonbons, Dörrobst oder Zitrusfrüchte bessern. Sehr günstig haben sich auch säurehaltige Tees (Früchte-, Malven-, Hagebutten-, Hibiskustee) erwiesen.

Auf keinen Fall sollten Zitronenstäbchen angewandt werden, da sie die Mundtrockenheit noch verstärken. Stattdessen empfehlen wir das Austupfen des Mundes mit Watteträgern, die mit Zitronenwasser getränkt sind. Bei borkig belegter Zunge hat sich die Gabe von Dexpanthenol-Lösung (z. B. Bepanthen®-Lösung) als günstig erwiesen.

Künstlicher Speichel (Glandosane®) steht ebenfalls zur Verfügung, wird aber von vielen Patienten nicht toleriert und hält zudem nicht lange vor. Von den Patienten wird das Lutschen von Eiswürfeln als sehr angenehm empfunden, die durchaus aus gefrorenem Bier oder Fruchtsaft bestehen dürfen.

Bei starken Belägen können zerkleinerte Vitamin-C-Brausetabletten das Ablösen der Borken deutlich erleichtern. Hierzu muss aber wegen der zu erwartenden Schaumbildung der Patient wach und orientiert sein, da sonst deutliche Aspirationsgefahr besteht.

Bei dem von den Patienten und seiner Umgebung oft sehr belastend wahrgenommenen Mundgeruch kann ein Versuch mit Salbeitee, Zitronenwasser, Odol oder Kamillosan bzw. Betaisadona-Lösung oder Metronidazol (Clont®) unternommen werden. Neben allen medikamentösen Möglichkeiten stellt eine gute Mundpflege die Grundlage jeder Therapie dar.

Auch Mundwinkelrhagaden gehören frühzeitig behandelt, da sie Eintrittspforten für Krankheitserreger darstellen. Hier sollte dem Patienten die regelmäßige Anwendung von Bepanthen-Salbe empfohlen werden.

Exulzerierende Tumoren

Patienten mit exulzerierenden Tumoren, wie sie vor allem beim Mammakarzinom und bei HNO-Tumoren vorkommen, sind nicht nur durch Schmerzen, sondern auch insbesondere durch den sichtbaren Tumor und die häufig unangenehme Geruchsentwicklung derartig beeinträchtigt, dass soziale Kontakte oft nicht mehr wahrgenommen werden können. Wichtig ist, diese Patienten häufig zu duschen, insbesondere auch das exulzerierende Tumorgebiet. Günstig haben sich gegen die Geruchsentwicklung Kohlekompressen erwiesen. Bei stark superinfiziertem Gewebe lässt sich mit Metronidazol(Clont®)-Spülungen eine gute lokale antibakterielle Therapie erreichen. Bei sehr starkem bakteriellem Befall ist es gelegentlich auch günstig, Clont® kurzfristig systemisch zu verabreichen. Zusätzlich besteht die Möglichkeit, den Tumor in Folien einzuwickeln, um so den Patienten wenigstens kurzfristige soziale Kontakte zu ermöglichen. Soweit wie möglich sollten nekrotische Teile des Tumors immer abgetragen werden.

Ernährungstherapie

Eine ausreichende Ernährung ist bei Tumorpatienen häufig schwierig zu gestalten.

Wichtig ist vor allem, folgende Punkte zu beachten:

- ☐ kleine Portionen anbieten
- ☐ vor dem Essen hilft oft ein Aperitif zur Appetitsteigerung
- ☐ zwischen den Mahlzeiten kleine kalorienreiche Häppchen wie Schokolade, Pralinen, Kekse, Eis mit Sahne und Kuchen anbieten
- ☐ auf kalorienreiche Getränke achten wie gesüßten Tee, Malzbier, Bier und Cola
- ☐ bei Schluckbeschwerden Babykost, Astronautenkost und passierte Kost

Ist eine ausreichende orale Ernährung des Patienten selbst mit Astronautenkost nicht mehr möglich, kann diese entweder über eine

PEG-Sonde oder über einen zentralen Zugang, insbesondere ein Portsystem erfolgen. Die Möglichkeit über PEG-Sonde ist bei Peritonealkarzinose nicht gegeben, sodass hier nur die Ernährung des Patienten über den zentralen Zugang verbleibt. Patienten in der Finalphase sollten nicht ernährt werden. Hier käme allenfalls bei Durstgefühl Flüssigkeitszufuhr in Form von NaCl oder Tutofusin, ggf. auch subkutan, infrage. Die parenterale Ernährung bietet sich vor allem bei Patienten mit Bestrahlungen im HNO- und im Ösophagusbereich sowie bei Patienten mit weit fortgeschrittener Peritonealkarzinose an, wie sie beim Ovarialkarzinom und Magenkarzinom zu finden sind. Es sollte bei dem wöchentlichen Wechsel der Portnadel auf das Auftreten von viralen und systemischen Infekten vermehrt geachtet werden. Bei parenteraler Ernährung tritt häufiger als vermutet eine Port-Sepsis auf. Die Pflege des Ports sollte nur durch eine erfahrene Schwester erfolgen. Elektrische Pumpen im Rahmen der parenteralen Ernährung sind nur sehr selten nötig.

Singultus

Viele Patienten insbesondere mit Tumoren im Bereich des Zwerchfelles, z. B. Ösophaguskarzinom oder Pleurakarzinose, sind von einem quälenden Schluckauf (Singultus) geplagt. Es kann bei Singultus ein Versuch mit Eiswürfeln unternommen werden. In manchen Fällen helfen Levomepromazin-(Neurocil®) oder Haloperidol-Tropfen, wobei hier vor einer Überdosierung gewarnt werden muss.

Husten

Viele Patienten mit primärem Lungenkarzinom oder Lungenmetastasen klagen über massiven Husten, insbesondere dann, wenn eine Lymphangiosis carcinomatosa (= Infiltration der Lymphgefäße durch den Tumor) vorliegt. Hier sollte, falls noch keine sonstige Opioidindikation erfolgte, großzügig Kodein und Dicodid eingesetzt werden. Häufig hilft auch die zusätzliche Gabe von Dexamethason (Fortecortin®) 4–8 mg. Gelegentlich lindert der Einsatz eines PARI BOY den Husten.

Einsatz von Dexamethason (Fortecortin®) in der Palliativsituation

Fortecortin® wird in der Palliativsituation vor allem bei folgenden Indikationen eingesetzt:

- Hirnfiliae (Abnahme der Ödeme)
- Leberfiliae (Abnahme des Leberkapselschmerzes)
- Lymphangiosis (verbesserte Atemsituation)
- großer Tumor mit Infiltrationen in die Umgebung
- Übelkeit
- Schmerztherapie

Als Nebeneffekt kommt es häufig zu einer Appetitsteigerung und einer leicht euphorisierenden Wirkung. Als Zusatzmedikament sollte Pantoprozol (Pantozol®) oder Omeprazol zur Vermeidung eines Magenulkus verabreicht werden.

15 Durchführung der Chemotherapie

Wir unterscheiden drei große Zytostatikagruppen:

☐ die Zytostatika oder Chemotherapien, die in Form von Tabletten, also oral verabreicht werden,
☐ die Zytostatika, die in Form von Injektionen oder Infusionen, also i.v. verabreicht werden und
☐ die Zytostatika, die subkutan verabreicht werden, z.B. Azacitidin (Vidaza®).

Bei der i.v. Chemotherapie unterscheiden wir verschiedene Zytostatika, die sich je nach ihrer Wirkungsweise in zehn unterschiedliche Gruppen aufteilen lassen:

☐ Alkylanzien: Cyclophosphamid, Ifosfamid, Melphalan, Pemetrexed, Chlorambucil, Busulfan, CCNU, Streptozotoxin, Dacarbazin, Procarbazin, Hydroxyurea
☐ Antimetabolite: Methotrexat, 5-Fluorouracil, Cytosinarabin, Gemcitabin, 6-Thioguanin, 6-Mercaptopurin, Thiotepa, 5-Fluorodeoxyuridin, Pentostatin, Fludarabin, Cladribin
☐ Antitumor-Antibiotika: Anthrazykline: Daunorubicin, Doxorubicin, Epirubicin, Idarubicin, Mitoxantron; Bleomycin, Mitomycin C, Actinomycin D
☐ Vinca-Alkaloide: Vincristin, Vinblastin, Vindesin, Vinorelbin
☐ Epipodophyllotoxine: Etoposid, Teniposid
☐ Taxane: Paclitaxel, Docetaxel,
☐ Platine: Cisplatin, Carboplatin, Oxaliplatin
☐ Enzyme: L-Asparaginase
☐ Topoisomerase-I-Inhibitatoren: Irinotecan, Topotecan
☐ verschiedene Substanzen: Amsacrin, Miltefosin

Bei der Gabe von Zytostatika muss die individuelle Dosierung, die sich aus dem Körpergewicht und der Größe des Patienten berechnet (Körperoberfläche), beachtet werden. Bei sehr stark übergewichtigen Patienten mit entsprechend großem Fettanteil wird zur Berechnung der Körperoberfläche das Normalgewicht herangezogen, da sich Zytostatika im Fett anlagern und verzögert freigesetzt werden. Dies würde zu einer erheblichen Steigerung der Toxizität führen. Dasselbe gilt auch für Ergüsse (third space), z. B. Pleuraergüsse oder Aszites, die vor Gabe einer Chemotherapie abpunktiert werden sollten.

Bei der Verabreichung von i.v. Zytostatika sind sowohl Vorkehrungen zur Sicherheit des Patienten als auch Vorkehrungen zur Sicherheit des Personals zu treffen.

Schutz des Personals

- ☐ Handschuhe im Umgang mit Zytostatika tragen.
- ☐ Möglichst Drei-Wege-Hähne und mit Kochsalz gefüllte Infusionssysteme benutzen (deutliche Abnahme der Kontaminationsgefahr).
- ☐ Chemo-Notfallsituation beherrschen.

Die Durchführung der Chemotherapie sollte nur durch erfahrenes Personal erfolgen. Ständige Weiterbildung, vor allem auf dem Gebiet der Sicherheitsmaßnahmen im Umgang mit Zytostatika, ist absolut notwendig. Der Besuch entsprechender Kurse ist sehr empfehlenswert; zum Beispiel: IUTA, Duisburg.

Schutz des Patienten

- ☐ Die Kanüle (z. B. Braunüle, ApoCat) sollte sicher i.v. liegen, d.h. vor i.v. Gabe erst testen, ob Blut zu aspirieren ist.
- ☐ Kanüle nicht in kleine Venen legen. Kleine Venen besitzen dünne Wände, durch die ein Zytostatikum leicht in das Gewebe diffundieren (= austreten) kann.

- Möglichst keine Venen am Handrücken oder in Gelenknähe benutzen, da hier Paravasate (Chemotherapeutika treten ins Gewebe aus) auftreten können, die bei Entstehung von Nekrosen Schäden verursachen können (ggf. bis zur Amputation).
- Möglichst keine Butterflys benutzen (Durchstechgefahr).
- Kanüle gut fixieren.
- Patienten bei Unterbrechung der Infusionstherapie, z.B. Toilettengang, immer von der Infusion abhängen und abstöpseln, sowie den Sitz der Kanüle bei erneutem Beginn der Infusion kontrollieren.

An erster Stelle steht die genaue Information an den Patienten, die in Form einer kurzen schriftlichen Tabelle ausgehändigt werden kann.

Tipps für Chemotherapie-Patienten

Während der Chemotherapie

- Wählen Sie bequeme Kleidung (z.B. Jogginganzug).
- Bringen Sie bei Bedarf ein Kopfkissen und eine Decke von zu Hause mit.
- Versorgen Sie sich mit Lesestoff, Musik oder auch Spielen.
- Achten Sie während der Infusion auf das Auftreten von Paravasaten (Austritt von Flüssigkeit neben der Infusionsnadel) und benachrichtigen Sie ggf. gleich eine Krankenschwester.
- Beim Auftreten von Schüttelfrost melden Sie sich bitte gleich.

Melden Sie sich zusätzlich beim Auftreten folgender Symptome:

- starke Durchfälle
- nicht stillbares Erbrechen
- Verstopfung

Nach der Chemotherapie

Durch die Chemotherapie wird das Wachstum der weißen und roten Blutzellen sowie der Blutplättchen im Knochenmark eingeschränkt. Hierdurch kann es zum Auftreten folgender Nebenwirkungen kommen:

Verminderte Anzahl an weißen Blutzellen (Leukozyten)
- ☐ Verminderung der Infektabwehr
  - Vermeiden Sie größere Menschenmengen (z. B. Kino, Versammlungen, U-Bahn, Bus).
  - Vermeiden Sie den Kontakt mit Personen, die an ansteckenden Krankheiten leiden (z. B. Husten, Schnupfen, Kinderkrankheiten, Gürtelrose).
  - Vermeiden Sie den Umgang mit Haustieren (nicht ablecken lassen).
  - Vermeiden Sie engen Kontakt mit Topfpflanzen, Gartenerde, Komposterde oder -eimer.
- ☐ Bei deutlichem Abfall der weißen Blutkörperchen können Pilzinfektionen auftreten.
  - Achten Sie auf weiße Beläge im Mund und an der Wangenschleimhaut.
  - Vermeiden Sie Gartenarbeit.
  - Essen Sie nur geschältes oder gekochtes Obst (keine frischen Erdbeeren, Kirschen, Aprikosen etc.).
- ☐ Bei Leukozyten unter 1500/µl keinen Joghurt, Quark, Käse o. ä. essen.

Verminderte Anzahl an roten Blutzellen (Erythrozyten)
- ☐ Verminderung der Sauerstoffträger
  - Achten Sie auf das Auftreten von Atembeschwerden bei Belastung (Treppensteigen) oder in Ruhe und auf Müdigkeit.
  - Achten Sie auf auffällig blasse Schleimhäute und ein weißes Nagelbett.

Verminderte Anzahl an Blutplättchen (Thrombozyten)

☐ Achten Sie auf das Auftreten von Petechien (sommersprossenartige rote Flecken) vor allem an Unterarmen und Unterschenkeln sowie auf das gehäufte Auftreten blauer Flecken.
☐ Melden Sie sich bei starkem Nasen- oder Zahnfleischbluten.

Ablauf der i.v. Zytostatikagabe

Bezüglich der verschiedenen Substanzen gilt ein besonderes Augenmerk der Laufzeit (z.B. Gemzar® i.v. in 20 Minuten einlaufen lassen, da sonst eine Thrombopenie auftreten kann), der Prämedikation (Antiemetika, Wässerung) und der Reihenfolge bei Gabe von mehreren Zytostatika.

Jeder Patient sollte, wenn möglich, während der geplanten Behandlungsdauer von denselben Personen betreut werden. Bei Schichtwechsel sollte unbedingt eine Übergabe erfolgen. Im Rahmen des Qualitätsmanagements empfiehlt sich eine Dokumentation, die festhält, wer die Chemotherapie kontrolliert und wer sie dem Patienten verabreicht hat.

Besonders wichtig ist es, die Nebenwirkungen der Zytostatika zu kennen und durch sie hervorgerufene Notfallsituationen richtig einordnen zu können.

Orale Chemotherapie

Viel Aufmerksamkeit sollte Chemotherapieprotokollen zukommen, die sowohl orale als auch i.v. Zytostatika enthalten, da diese Protokolle häufig zur Überforderung des Patienten und auch zu Unsicherheit beim Pflegepersonal führen (Beispiel: Xeloda-Oxaliplatin bei metastasiertem Kolonkarzinom).

Die orale Chemotherapie ist sowohl mit Vorteilen als auch mit Nachteilen verbunden.

Folgende Vorteile der oralen Chemotherapie liegen auf der Hand:

☐ Die Therapie kann zu Hause durchgeführt werden. Damit entfallen oft lange Fahrten zur Praxis bzw. zum Krankenhaus.

☐ Der Patient wird durch die orale Chemotherapie unabhängig, d.h. er kann sich seine Zeit relativ frei einteilen, z.B. längere Reisen unternehmen.

☐ Der Patient vermeidet den häufig auch als belastend empfundenen Kontakt zu anderen Tumorpatienten. Er fühlt sich im Allgemeinen „gesünder".

Diesen offensichtlichen Vorteilen stehen aber auch einige erhebliche Nachteile der oralen Chemotherapie gegenüber:

☐ Häufig entfällt durch die deutlich geringeren Arzt-Patient-Kontakte die ärztliche Kontrolle. Zum einen kann im Gegensatz zur i.v. Therapie der Arzt letztlich nicht die Höhe der applizierten Dosis unmittelbar überprüfen: Hat der Patient wirklich alle Tabletten eingenommen? Wurden z.B. Tabletten erbrochen?

☐ Fehler in der Tabletteneinnahme durch mangelndes Verständnis oder mangelnde Sorgfalt des Patienten; zu kurze oder zu niedrige Dosierung können das gewünschte Therapieergebnis, nämlich das Ansprechen der Metastasen, deutlich verringern, sodass durchaus fälschlicherweise von einer Therapieresistenz (d.h. der Tumor spricht auf die Therapie nicht an) ausgegangen wird. Zum anderen kann eine zu lange oder erhöhte Dosiseinnahme der oralen Zytostatika zu massiven, z. T. lebensbedrohlichen Nebenwirkungen führen.

☐ Verharmlosung der Chemotherapie (Es sind ja nur Tabletten!): Interessanterweise halten sehr viele Patienten eine sogenannte Tabletten-Chemotherapie für wesentlich ungefährlicher als eine Infusions-Chemotherapie. Diese Verharmlosung führt natürlich sehr schnell zu einer Nichtbeachtung der vorhandenen Nebenwirkungen (z.B. keine Vorsichtsmaßnahmen bei Leukopenie, fehlende Blutbildkontrollen). Entscheidet man sich bei einem

Patienten für eine orale Chemotherapie, sollte sichergestellt sein, dass der Patient sowohl die Dosierung als auch das Nebenwirkungsprofil sowie die erforderlichen Kontrolluntersuchungen verstanden und akzeptiert hat. Trotz aller Bemühungen treten hier immer wieder Probleme auf, insbesondere bezüglich der Dauer der Tabletteneinnahme.

Beispiele für orale Zytostatika sind:

Capecitabin (Xeloda®)
Die Indikation für den Einsatz von Capecitabin sind vor allem gastrointestinale Tumoren, in erster Linie Kolon- und Rektumkarzinom sowie das Mammakarzinom. Capecitabin wird 14-tägig durchgehend morgens und abends verabreicht, danach folgt eine Woche Pause.

Die Hauptnebenwirkungen bestehen in dem Auftreten eines sogenannten Hand-and-foot-Syndroms (= rote, brennende Hände und Füße), einer Mukositis, Durchfällen und einer sonnenempfindlichen Haut.

Hydroxycarbamid (Litalir®, Syria®)
Hydroxycarbamid wird vor allem bei den myeloproliferativen Syndromen eingesetzt, d.h. vor allem bei der chronisch myeloischen Leukämie, der Polycythaemia vera oder der essenziellen Thrombozythämie. Das Medikament findet aber auch Einsatz bei therapierefraktären akuten Leukämien. Die Dosis wird gewichtsabhängig und in Abhängigkeit von der erzielten Wirkung eingesetzt, d.h. es müssen am Anfang ein- bis dreimal pro Woche Blutbildkontrollen erfolgen, die bei Erreichen eines stabilen Gleichgewichtes auch auf zwei- bis dreiwöchentliche Intervalle ausgedehnt werden können. Besondere Vorsicht ist bei älteren Patienten geboten, da häufig bereits eine deutlich reduzierte Tablettendosis zu ausgeprägten Panzytopenien führen kann.

Idarubicin (Zavedos®)
Idarubicin ist ein Medikament, welches vor allem zur Behandlung von Plasmozytomen eingesetzt wird, in der Regel, um die Patienten vor einer geplanten Knochenmarktransplantation in Remission zu bringen. Die Dosierung erfolgt an Tag 1 bis 4 und dann erst wieder ab Tag 28. Dieses sehr gefährliche Medikament muss vorsichtig appliziert werden, da bei Überdosierung mit lebensbedrohlichen Panzytopenien zu rechnen ist.

Mercaptopurin (Puri-Nethol®)
Indikation therapieresistente akute Leukämie (durchgehende Tabletteneinnahme).

Methotrexat oral, MTX
Wird vor allem bei Rheumaerkrankungen oral eingesetzt (Vorsicht Panzytopenie!).

Treosulfan (Ovastat®)
Indikation Ovarialkarzinom.

Trofosfamid (Ixoten®)
Trofosfamid wird z.B. eingesetzt beim Bronchialkarzinom und Ovarialkarzinom. Die Dosierung beträgt in der Regel 3 × 1 Tablette und es wird durchgehend appliziert.

Nebenwirkungen stellen vor allem Blutbildveränderungen in Form von Leuko- oder Thrombopenien dar. Es genügen in der Regel ein- bis zweimalige Blutbildkontrollen.

Vinorelbin (Navelbine®) per os
Gleiche Indikationen wie i.v.

Nebenwirkungen der Chemotherapie

Die oft von den Patienten gefürchteten Nebenwirkungen der Chemotherapie lassen sich in allgemeine und spezielle Nebenwirkungen, also Nebenwirkungen, die für ein bestimmtes Zytostatikum oder einen bestimmten Antikörper typisch sind, aufteilen.

Allgemeine Nebenwirkungen

Paravasate

Bei Paravasaten gelangt ein Teil der Zytostatika nicht in die Vene, sondern in das umgebende Gewebe. Dies kann zum einen durch nicht in der Vene liegende Kanülen, zum anderen aber auch durch dünne Venenwände, wie sie bei kleinen Gefäßen vorkommen, verursacht werden. In der Regel treten an der betroffenen Stelle Brennen und ein Druckgefühl auf, aber nicht selten fehlen auch Beschwerden oder werden vom Patienten nicht beachtet, sodass das entstandene Paravasat häufig erst ziemlich spät entdeckt wird.

Zur Vermeidung von Paravasaten gehört nicht nur die ständige Kontrolle der Kanüle (Aspiration von Blut), sondern auch eine entsprechende Aufklärung des Patienten (Selbstkontrolle!). Aber auch unter optimalen Bedingungen lassen sich Paravasate nicht völlig vermeiden.

Was kann man dann tun?
Zunächst kommt es auf das verabreichte Medikament an. Manche Zytostatika wie z.B. Anthrazykline, Taxane oder Vincristin sind sehr gewebetoxisch und können zu schweren Nekrosen (Gewebetod) führen. In diesen Fällen muss der betroffene Patient täglich kontrolliert werden.

Folgende Akutmaßnahmen können hilfreich sein:

☐ Infusion stoppen.
☐ Versuch, über liegende Kanüle Zytostatikum zu aspirieren, danach Kanüle ziehen.
☐ Betreffende Gewebestelle kühlen, z.B. DMSO-Salbe auftragen.

☐ In manchen schwer verlaufenden Fällen muss chirurgisch eine Gewebedeckung oder sogar eine Amputation der betroffenen Extremität erfolgen.
☐ Besonders ungünstig sind, wenn auch selten auftretend, Paravasate im Bereich eines Subklavia-Ports. Diese können z. B. durch zu kurze Portnadeln oder bei unruhigen, aber auch bei sehr adipösen Patienten auftreten. Meist ist eine Entfernung des Ports nach Paravasat erforderlich.

Bei Anthrazyklin-Paravasaten können Gewebsschäden durch Dexrazoxan (Savene®), ein spezifisches Antidot, verhindert werden. Der Wirkstoff Dexrazoxan wird als Infusionslösung verabreicht.

Übelkeit und Erbrechen
Übelkeit und Erbrechen können sowohl unter laufender Chemotherapie oder in den ersten 24 Stunden (= akutes Erbrechen) als auch in verzögerter Form 24 Stunden bis 5 Tage nach Chemotherapie (= verzögertes Erbrechen) auftreten. Unbedingt abgegrenzt werden sollte medikamentös verursachte Übelkeit/Erbrechen von psychogener Übelkeit/Erbrechen (= antizipatorisches Erbrechen).

Letztere tritt durch eine Art Bahnung auf und betrifft vor allem solche Patienten, die während der ersten Chemotherapie schlechte Erfahrungen in Hinblick auf Übelkeit/Erbrechen gemacht haben. Diesen Patienten wird oft bereits schlecht, wenn sie die Praxis sehen oder betreten. Bei manchen Patienten kommt es bereits beim Erblicken des Ortsschildes zum Erbrechen.

Sehr günstig hat sich in diesen Fällen die prophylaktische Gabe (am besten vor Abfahrt von zu Hause) von Levomepromazin(Neurocil®)-Tropfen (3–5 Tropfen) oder Lorazepam (Tavor® 1,0 mg Expidet®) erwiesen.

Man unterscheidet die Zytostatika nach ihrer Fähigkeit, Erbrechen auszulösen (= emetogenes Potenzial).

Hoch: Risiko zu erbrechen über 90% (ohne antiemetische Prophylaxe)

– Cisplatin

– Dacarbacin, DTIC

Moderat: Risiko zu erbrechen 30–90% (ohne antiemetische Prophylaxe)

– Carboplatin – Idarubicin

– Daunorubicin – Oxaliplatin

– Doxorubicin

– Epirubicin

– Irinotecan

Gering: Risiko zu erbrechen 10–30% (ohne antiemetische Prophylaxe)

– Bortezomib

– Capecitabin

– Docetaxel

– 5-Fluorouracil

– Gemcitabin

Minimal: Risiko zu erbrechen unter 10% (ohne antiemetische Prophylaxe)

– Bleomycin

– Fludarabin

– Vincristin

Für die durch Medikamente verursachte Übelkeit/Erbrechen stehen uns mehrere sogenannte Antiemetika (= Mittel gegen Übelkeit und Erbrechen) zur Verfügung:

- Dexamethason (Fortecortin®), Dosis 4–8 mg
- Metoclopramid (Paspertin®, MCP®-Tropfen) 3 × 15 Tropfen (Cave: Dyskinesie!)
- Dimenhydrinat (Vomex A®-Tabletten oder -Zäpfchen 3 × 1)
- Alizaprid(Vergentan®)-Tabletten oder -Ampullen

Zentral wirkende Antiemetika

– Ondansetron (Zofran®); Cave Obstipation!

– Granisetron (Kevatril®)

– Dolasetron (Anemet®)

– Palonosetron (Aloxi®)

Neurokinin-1-Rezeptor-Antagonist

Aprepitant (Emend®), Nebenwirkung: Schluckauf (= Singultus); neues Antiemetikum, welches vor allem bei Medikamenten wie Cisplatin oder Protokollen mit Adriamycin eingesetzt wird.

In vielen Fällen ist eine Kombination o. g. Antiemetika erforderlich.

Knochenmarkdepression

Hierbei tritt vor allem eine Schädigung der knochenmarkbildenden Stammzellen auf, wodurch es zum Auftreten von verminderten Leukozyten-, Hb- und Thrombozytenwerten kommen kann.

Infolge der verminderten Blutbildung im Knochenmark finden wir klinische Symptome, wie sie bereits bei den Leukämien beschrieben worden sind, nämlich Pilzinfektionen, bakterielle und virale Infekte, Zeichen der Anämie (Atemnot, Blässe) sowie Zeichen der Thrombopenie (Petechien, Nasenbluten). Bei der Gabe bestimmter Zytostatika erfolgt aus diesem Grunde eine sogenannte Pneumozystis-carinii-Prophylaxe in Form von Eusaprim®-forte-Tabletten, Montag und Donnerstag je zwei Stück. Pneumocystis-carinii-Erreger führen nämlich bei immunsupprimierten Patienten zu schweren, oft tödlich verlaufenden Lungenentzündungen.

Zur Pilz-Prophylaxe kommt die tägliche Gabe von Amphotericin B (Ampho-Moronal) infrage.

Haarausfall

Bei vielen, aber nicht bei allen Zytostatika tritt ein Haarausfall auf, der zur kompletten Alopezie (völliger Haarverlust) führen kann.

Hier ist insbesondere darauf zu achten, dass die Patientinnen frühzeitig mit einem künstlichen Haarersatz versorgt werden. Mit einem Haarausfall ist in der Regel drei Wochen nach Chemotherapiebeginn zu rechnen.

Spezielle Nebenwirkungen

Viele der verabreichten Zytostatika haben typische Nebenwirkungen, über die die Patienten aufgeklärt werden sollten.

Im Folgenden einige Beispiele:

- *Epirubicin:* Kardiotoxizität (regelmäßiges Herzecho erforderlich)
- *Taxane:* Kardiomyopathie (Herzecho erforderlich), Polyneuropathie, Leakage-Syndrom (Docetaxel, Taxotere®), anaphylaktoide Reaktionen
- *5-Fluorouracil, Capecitabin (Xeloda®):* gastrointestinale Symptomatik (Übelkeit, Erbrechen, Durchfälle), Hand-and-foot-Syndrom, kardiotoxische Symptome (Angina pectoris), erhöhte Hautempfindlichkeit auf Sonne, Braunverfärbung von Narben und Handinnenflächen, Konjunktivitis
- *Doxorubicin PEG-liposomales (Caelyx®):* allergische Reaktion auf lipophile Anteile, erhöhte Hautempfindlichkeit auf Druck in Form von Hautrötung, z. T. Blasenbildung (enge Kleidung, enges Schuhwerk vermeiden)
- *Bleomycin:* Lungenfibrose (regelmäßige Lungenfunktion), Fieber
- *Bendamustin:* Bendamustin nicht in Verbindung mit Allopurinol verabreichen, da sonst schwere Hauttoxizitäten auftreten können
- *Vincristin, Vindesin:* Polyneuropathie, Obstipationsbeschwerden bis Ileus

- *Cisplatin, Carboplatin, Oxaliplatin:* Nephrotoxizität (insbesondere Cisplatin! Kreatinin beachten), Innenohrschädigung (Cisplatin, Audiometrie regelmäßig veranlassen), Neurotoxizität (Oxaliplatin, keine kalten Getränke trinken und nicht ohne Handschuhe in den Kühlschrank greifen)
- *Cytarabin:* einseitige Konjunktivitis
- *Ifosfamid:* Verwirrtheitszustände, Halluzinationen, Zystitis (Blasenschutz mit Uromitexan)
- *Endoxan:* Zystitis (Blasenschutz mit Uromitexan (Mesna))
- *Irinotecan:* Durchfälle, Elektrolytverlust

Alle Beschwerden des Patienten unter Chemotherapie sind primär ernst zu nehmen und zu hinterfragen. In der Regel neigen viele Patienten dazu, Beschwerden, insbesondere z.B. Durchfälle zu spät anzugeben, sodass nicht selten eine onkologische Notfallsituation eintritt.

16 Allgemeinzustand und Lebensqualität

Einen besonderen Stellenwert in der Onkologie und Hämatologie nimmt der Allgemeinzustand (AZ) des Patienten ein.

Von ihm hängt entscheidend die Prognose, die Therapie und auch der Verlauf der Tumorerkrankung ab.

Viele Autoren haben anhand von Status und Indizes den Allgemeinzustand eines Patienten beschrieben.

Beurteilungsskalen

Die drei wichtigsten Beurteilungsskalen des Allgemeinzustandes = AZ sind im Folgenden beschrieben:

- *Karnofsky-Index: Karnofsky* beschrieb seinen Index zum AZ eines Patienten im Jahre 1948. Es ist auch heute noch der am häufigsten angewandte Index. Die Angaben erfolgen in Prozent von 100 % (normale Aktivität) in 10-Prozent-Schritten abwärts bis 10 % (moribund).

- *WHO-Status-Scale (World Health Organization):* Der WHO-Status wurde 1979 aufgelegt und umfasst die Stufen 0 (normale Aktivität) bis 4 (völlig kraftlos).

- *ECOG-Performance-Status-Scale (Eastern-Corporative-Oncologic-Group):* Der ECOG-Status wurde 1960 beschrieben und ist die Quantifizierung des AZ, die heute insbesondere im Bereich klinischer Studien zugrunde gelegt wird. Die Skala umfasst die Stufen 0 (keine Symptome) bis 4 (völlig bettlägerig) und zeigt somit starke Ähnlichkeit mit dem WHO-Status.

WHO-Gradeinteilung = ECOG-Performance-Status	Karnofsky-Index
0 normale uneingeschränkte Aktivität	100 normale Aktivität ohne Symptome 90 normale Aktivität, geringe Symptome
1 Beschwerden, kann sich zu Hause selbstständig versorgen	80 normale Aktivität nur mit Anstrengung 70 nur verminderte Aktivität möglich
2 Arbeitsunfähigkeit, tagsüber 50% der Zeit im Bett	60 gelegentlich fremde Hilfe erforderlich 50 häufig fremde Hilfe erforderlich
3 tagsüber > 50% der Zeit im Bett; pflegebedürftig	40 überwiegend bettlägerig 30 geschulte Pflege erforderlich
4 dauernd bettlägerig und völlig pflegebedürftig	20 schwerkrank, supportive Therapie 10 moribund

Neben der Beschreibung des Allgemeinzustandes kommt der Dokumentation der Lebensqualität (LQ) zunehmende Bedeutung zu.

Sie spielt insbesondere auch während der Therapie einer Tumorerkrankung eine große Rolle, z.B. rückt die Lebensqualität bei kurativem Therapieansatz deutlich in den Hintergrund, während sie bei palliativem Therapieansatz den Mittelpunkt bildet.

Die bekanntesten Indizes zur Erfassung der Lebensqualität sind

– der Spitzer-Index und der
– EORTC-Index.

Der Spitzer-Index wird vom Arzt ermittelt, beim EORTC-Index füllt der Patient selbst einen Fragebogen aus.

17 Gesprächstherapie, Psychoonkologie und Trauerbewältigung

Der Patient, der erstmals eine hämato-onkologische Praxis aufsucht, hat sehr unterschiedliche Kenntnisse bezüglich seiner Erkrankung. Es lassen sich in der Regel drei große Patientengruppen unterscheiden:

- Der Patient kennt seine Diagnose nicht und kommt zur Abklärung pathologischer Befunde, die z.B. vom Hausarzt erhoben wurden, in die Praxis. Typisches Beispiel: Der Patient stellt sich wegen erhöhter Leukozytenwerte vor. Die Diagnose ergibt eine akute Leukämie.

- Der Patient kennt seine Diagnose (z.B. Mammakarzinom), hat sich mit dieser aber noch nicht weiter auseinandergesetzt.

- Der Patient kennt seine Diagnose und hat sich ausführlich mit ihr und den gegebenen Therapiemöglichkeiten z.B. über Internet oder weiterführende Literatur auseinandergesetzt.

In die dritte Gruppe fallen vor allem die Patienten, die sich zur second opinion (= Zweitmeinung) vorstellen oder auch die Patienten, die schon in anderen Einrichtungen Chemotherapien erhalten haben.

Alle drei Patientengruppen haben gemeinsam, dass sie sich mit einer lebensbedrohlichen, z.T. akut aufgetretenen Erkrankung auseinandersetzen müssen. Obwohl die Gesprächsführung innerhalb der einzelnen Gruppen schwerpunktmäßig unterschiedlich verlaufen wird, sollte sich die Grundlage jedes Gespräches auf Wahrhaftigkeit, Hoffnung und Zuwendung stützen. Die Wahrheit zu verniedlichen oder gar zu verheimlichen ist gefährlich und menschenunwürdig, da sie dem Patienten von vornherein die Möglichkeit nimmt, sich mit einer neuen Lebenssituation, die in der Regel nicht nur ihn, sondern seine gesamte Familie und Umgebung betrifft, auseinanderzusetzen. Allerdings sollte die Wahrheit stets verknüpft sein mit der Hoffnung, wobei Hoffnung nicht heißt, dem Patienten irgendwelche nicht haltbaren Strohhalme hinzuwerfen, sondern ihm vielmehr das Gefühl von Zuwendung und Geborgenheit zu vermitteln.

Das Wissen, auch in schwierigen Situationen nicht allein gelassen zu werden, sondern eine persönliche Zuwendung sowohl von ärztlicher als auch von pflegerischer Seite zu erhalten, bildet einen wesentlichen Schwerpunkt der gesamten hämato-onkologischen Therapie. Nicht wenige Tumorpatienten erfahren mehr oder weniger eine soziale Isolation und Zurückweisung, die für sie oft belastender sind als die Krankheit selbst. Nicht nur die Informationen bezüglich der Diagnose, sondern auch der Therapie sollten sich auf Wahrhaftigkeit stützen. Der Patient muss über Risiken und Ansprechwahrscheinlichkeiten einer Tumortherapie ausreichend informiert sein, um selbst aktiv an der Behandlung mitwirken zu können. Besonders wichtig ist eine realitätsbezogene Information im Hinblick auf die sogenannten alternativen Therapiemaßnahmen, da gerade auf diesem Sektor das Geschäft mit der Hoffnung einen zunehmenden Aufschwung nimmt. Der Patient, der eben nach jedem Strohhalm greift, sieht sich plötzlich nicht nur den krankheitsbezogenen Problemen, sondern vor allem auch finanziellen Problemen ausgesetzt, die oft horrende Ausmaße annehmen können.

Da bekanntermaßen selbst nach einem ausführlichen Gespräch durch den behandelnden Arzt der Patient nur einen kleinen Teil der weitergegebenen Informationen mitnimmt, sind ergänzende Gespräche durch die mitbetreuenden medizinischen Fachangestellten und Krankenschwestern von großer Bedeutung. Hier treten häufig Fragen oder auch Unklarheiten auf, deren Beantwortung dem Patienten Angst und Sorgen weitgehend nehmen können.

Um ein sowohl für den Patienten als auch den Arzt oder die Pflegekraft sinnvolles und befriedigendes Gespräch führen zu können, muss man sich mit den Grundlagen der Kommunikation beschäftigen.

Grundlagen der Kommunikation

Man versteht unter Kommunikation den Austausch von Botschaften zwischen einem Sender und einem Empfänger. Reagiert der Empfänger und wird zum Sender, haben wir einen Dialog.

Es ist wichtig, zu verdeutlichen, dass wir nicht nur über verbale Kommunikation, die mittels Schrift und Sprache vonstattengeht, verfügen, sondern ein Großteil unserer Kommunikation auf dem nonverbalen Wege stattfindet. Hier spielen vor allem Gestik, Mimik, Verhalten und Ausdruck eine große Rolle (liest der Arzt z.B. einen Befundbericht und zieht dabei die Stirn in Falten, vermittelt er durch diese Gestik dem Patienten die Tatsache eines ungünstigen Befundergebnisses). Eindeutig bestimmt nicht die verbale, sondern die nonverbale Kommunikation den Verlauf eines Gespräches.

Friedrich Schulz von Thun hat jeder Nachricht vier Dimensionen zugeordnet:

- die Sachebene (worüber ich informiere)
- die Selbstoffenbarung (was ich von mir selbst damit kundgebe)
- die Beziehungsebene (was ich von einem anderen halte)
- die Appellebene (wozu ich den anderen bringen will)

Alle Ebenen spielen bei Gesprächen mit Tumorpatienten eine wesentliche Rolle. Auch hier gibt es durchaus verschiedene Arten von Gesprächen. Ein Gespräch kann von den Informationen beherrscht werden, d.h. ich informiere den Patienten über die Grundlagen seiner Erkrankung und die möglichen Therapien.

Es kann einen reinen Beratungscharakter haben, ich spreche z.B. die Möglichkeiten sozialer Unterstützung etc. an.

Es kann sich eine Diskussion entwickeln, in die der Patient seine eigene Vorstellung mit einbringt, aber auch sogenannter Small-Talk oder Tratsch sind möglich, z.B. über das Wetter oder über wirtschaftliche/politische Ereignisse.

Bei Tumorpatienten stellen Kritikgespräche einen wesentlichen Schwerpunkt dar, insbesondere dann, wenn eine spezifische Therapie nicht zum gewünschten Erfolg geführt hat.

Bei jeder Kommunikation können selbstverständlich Kommunikationsstörungen auftreten, die insbesondere dann vorkommen, wenn die objektive Ebene verlassen wird und Gefühle eine zu große Rolle einnehmen. Zusätzlich spielen Missverständnisse, Unklarheiten, Fehlinterpretation, Ablenkung und insbesondere auch unterschiedliche Informationsstände eine Rolle.

Ebenfalls können zu hoch gestellte Erwartungen zur Kommunikationsstörung führen. Möglichkeiten, die Kommunikation zu verbessern, sind zum einem eine verständliche Sprache (also kein Medizinerdeutsch reden), Nachfragen im Gespräch (z.B. Haben Sie das verstanden? Haben Sie hierzu noch Fragen?), die Reflexion, d.h. bestimmte wichtige Gesprächsinhalte vom Partner wiederholen lassen und eine eindeutige Formulierung. Hierdurch können insbesondere Unsicherheiten oder ein falsches Verständnis vermieden werden. Wichtig ist es, sich während eines Gespräches auf den anderen zu konzentrieren und ihn vor allem ausreden zu lassen.

Ein großer Fehler, der vor allem unter Zeitdruck auftritt, besteht darin, den anderen in Grund und Boden zu reden ohne auf seine Wünsche und Bedürfnisse einzugehen. Während des Gespräches sollte man sich dem Patienten zuwenden und ihn durch Zulächeln oder durch Nicken positiv darin bestärken, Fragen zu stellen oder sich aktiv am Gespräch zu beteiligen. Ein Gespräch wird schnell zerstört durch Herunterspielen der Tatsachen (Das ist alles nicht so schlimm. Das werden wir schon hinbekommen.), durch autoritäres Verhalten bezüglich vorgeschriebener Therapiemaßnahmen (Da machen wir die oder jene Chemotherapie.) und besonders durch innerliches Distanzieren vom Patienten. Wichtig ist ein guter persönlicher Kontakt zum Patienten, der ihm auf der einen Seite genügend Raum zur Selbstentfaltung gibt, aber auf der anderen Seite auch eine entsprechende Nähe und Zuwendung vermittelt. Der Ort des Gespräches sollte so gewählt sein, dass nicht der Eindruck eines

Gespräches zwischen Tür und Angel entsteht, z. B. sind Gespräche im Flur oder im Vorbeigehen möglichst zu vermeiden. Empfehlenswert ist ein ruhiger Raum, der keine allzu medizinische, sondern eher eine gemütliche, entspannende Atmosphäre vermittelt. Günstig, wenn auch oft nicht durchführbar, wäre es, während der Gespräche nicht durch Telefonate abgelenkt zu werden.

Verständnis für die Situation muss nicht unbedingt verbal geäußert werden, häufig vermittelt Schweigen dem Patienten Teilnahme und Trost.

Unter authentischem Verhalten (Kongruenz) verstehen wir, wenn das verbale mit dem nonverbalen Verhalten übereinstimmt.

Umgang mit der Erkrankung

Um die Erkrankung des Patienten und die dadurch entstehende Trauer und Möglichkeit der Trauerbewältigung verstehen zu können, müssen wir uns kurz mit einigen Theorien beschäftigen, die sich sowohl mit dem Krebserleben als auch mit dem Umgang mit der Erkrankung bis hin zur Finalphase beschäftigen.

Nach *Fawzy* (1999) werden fünf Phasen des „Krebserlebens" beschrieben:

- *Erfahren der Diagnose*
  Während dieser Phase versuchen die Patienten zunächst, ihre Diagnose zu leugnen, und reagieren häufig mit Trauer, Ärger, Wut und Depressionen, aber auch mit psychosomatischen Erkrankungen wie Schlafstörungen und Appetitlosigkeit.
- *Behandlung*
  In dieser Phase erleben die Patienten häufig Angst, Depression, Hoffnungslosigkeit, aber auch Schuldgefühle. Sie glauben an eine „göttliche" Strafe für ein „Vergehen", das oft Jahrzehnte zurückliegt. Hier helfen aufklärende Gespräche und psychoonkologische Betreuung häufig weiter.

- *Erholungsphase*
  Der Patient erholt sich hier von einer Therapie, ist aber noch sehr ängstlich und vulnerabel (verletzlich) auf äußere Gegebenheiten, z.B. massive Angstentwicklung bei Neuerkrankung eines Bekannten an Krebs.

- *Eventuelles Auftreten eines Rezidivs*
  Patienten, die ein Rezidiv erleiden, trifft dies häufig stärker als die Erstdiagnose, denn mit einem Rezidiv wird ihnen vor Augen geführt, dass auch eine noch so aggressive Therapie den Krebs nicht besiegen konnte. Häufig sind Wut und Verzweiflung sowie tiefste Depression Ausdruck dieser Lebenskrise.

- *Terminal-palliative Maßnahmen*
  Diese Phase kann vor allem geprägt sein von der Angst in Bezug auf das Sterben und den Verlust von Autonomie, d.h. Angst ein Pflegefall zu werden und von der Familie verlassen zu werden oder eine zusätzliche Belastung für die Familie zu sein. In dieser Phase ist vor allem eine Gesprächstherapie, die die Familienangehörigen miteinbezieht, wichtig.

Anhand ihrer tiefgreifenden klinischen Erfahrung mit Sterbenden beschrieb die schweizer-amerikanische Ärztin *Elisabeth Kübler-Ross* 1970 erstmals fünf Phasen, die sowohl die Patienten als auch ihre Angehörigen während ihrer letzten Lebenszeit durchlaufen.

- *Verneinung und Isolation*
  Verleugnen, Nicht-wahrhaben-Wollen
  Schock, Verdrängung: „Das darf nicht wahr sein".

- *Zorn, Wut und Auflehnung gegen das Schicksal*
  Aggression gegen sich und häufig gegen die Umwelt aufbrechende Emotionen: „Warum ich?" „Ein anderer ist Schuld!"
  Verzweiflung, Aktionismus

- *Verhandeln mit dem Schicksal*
  „Vielleicht kann ich wenigstens einen Aufschub erreichen!"

☐ *Depression*
  tiefe Trauer um das eigene Leben
  Begreifen der Endgültigkeit, oft Rückzug

☐ *Anpassung und Annahme des nahenden Todes*
  „Mein Haus ist bestellt, alles wird gut."

Diese Phasen verlaufen oft durcheinander, wiederholen sich, bleiben stecken, beginnen von vorne.

Die von *Kübler-Ross* beschriebenen Phasen sind sehr hilfreich für den behandelnden Arzt. Jedem, der mit sterbenden Patienten arbeitet, muss bewusst sein, dass jeder Patient ein Individuum darstellt und ganz unterschiedlich mit Trauer, Bewältigung und Verarbeitung umgeht.

Die heutige Palliativbewegung mit der Einrichtung von Palliativstationen und Hospizen versucht, diesem Ziel gerecht zu werden. Hier sei insbesondere die englische Ärztin *Cecily Saunders* genannt, die 1967 in London das erste stationäre Hospiz gründete.

Psychoonkologie

In der Betreuung des Krebspatienten nimmt die Psychoonkologie einen besonderen Stellenwert ein.

Leider sind Psychoonkologen zurzeit fast nur in großen hämatologischen Zentren verfügbar, während außerhalb derselben ein deutlicher Mangel auf diesem Gebiet besteht. Häufig übernehmen die Psychoonkologie die behandelnden Hausärzte und Onkologen sowie speziell in der Palliativmedizin ausgebildete Krankenschwestern (Palliativ-Care-Schwestern) oder auch Seelsorger.

Die Krankheitsverarbeitung geschieht auf der geistigen, der gefühlsmäßigen sowie auf der handlungsbezogenen Ebene.

Sie betrifft den Patienten genauso wie sein soziales Umfeld. Beeinflusst wird der Patient durch die Belastungen, die mit seiner Krankheit einhergehen, durch seine Persönlichkeit und seine Erfahrungen mit seiner Umgebung.

Der Begriff Psychoonkologie beschreibt eine relativ neue Form der Psychotherapie. Sie befasst sich u. a. mit der Beratung, Begleitung und Behandlung von seelischen und sozialen Problemen und Verhaltensweisen von Krebspatienten in den verschiedenen Phasen der Erkrankung, der Rehabilitation und des Sterbens.

Die Bewältigungsstrategien (Coping), die der Patient entwickelt, können unterstützt und gefördert werden. Dazu gehören z.B.:

- Kampfgeist
- Vertrauen in die Ärzte
- Selbstermutigung
- die Krankheit als Schicksal annehmen
- Ablenkung

Die Ziele bei der Unterstützung sind:

- Hilfe bei der Krankheitsbewältigung
- Symptomkontrolle
- Minderung von Angst und Hilflosigkeit
- Stimmungsstabilität, Lebensqualität
- veränderte Beziehung zur Umgebung

Methoden dabei sind:

- Krisenintervention
- Psychotherapie (Einzel-, Paar-, Familien-, Körper-, Musiktherapie)
- Gestalttherapie, Psychodrama
- Visualisierung
- autogenes Training
- Meditation

Die Grundlage der psychoonkologischen Betreuung von Tumorpatienten und insbesondere Finalpatienten wurde in der Deklaration der Menschenrechte Sterbender, die während eines Workshops „Der Todkranke und der Helfer" in Lansin/Michigan USA 1999 entstand, dargelegt.

Die Deklaration der Menschenrechte Sterbender

(„Der Todkranke und der Helfer", USA 1999)

Ich habe das Recht,	bis zu meinem Tod wie ein lebendiges-menschliches Wesen behandelt zu werden.
Ich habe das Recht,	stets noch hoffen zu dürfen – worauf sich diese Hoffnung auch immer richten mag.
Ich habe das Recht,	Gefühle anlässlich meines nahenden Todes auf die mir eigene Weise ausdrücken zu dürfen.
Ich habe das Recht,	kontinuierlich medizinisch und pflegerisch versorgt zu werden, auch wenn das Ziel „Heilung" gegen das Ziel „ Wohlbefinden" ausgetauscht werden muss.
Ich habe das Recht,	nicht allein zu sterben.
Ich habe das Recht,	schmerzfrei zu sterben.
Ich habe das Recht,	meine Fragen ehrlich beantwortet zu bekommen.
Ich habe das Recht,	nicht getäuscht zu werden.
Ich habe das Recht,	von meiner Familie und für meine Familie Hilfe zu bekommen, damit ich meinen Tod annehmen kann.

Ich habe das Recht,	in Frieden und Würde zu sterben.
Ich habe das Recht,	meine Individualität zu bewahren und meiner Entscheidung wegen auch dann nicht verurteilt zu werden, wenn diese im Widerspruch zu den Einstellungen anderer stehen.
Ich habe das Recht,	offen und ausführlich über meine religiösen oder spirituellen Erfahrungen zu sprechen, unabhängig davon, was dies für andere bedeutet.
Ich habe das Recht,	zu erwarten, dass die Unverletzlichkeit des menschlichen Körpers nach dem Tod respektiert wird.
Ich habe das Recht,	von fürsorglichen, empfindsamen und klugen Menschen umsorgt zu werden, die sich bemühen, meine Bedürfnisse zu verstehen, und die fähig sind, innere Befriedigung daraus zu gewinnen, dass sie mir helfen, meinem Tod entgegenzusehen.

18 Recht

Für medizinische Fachangestellte und Pflegekräfte, die im Rahmen insbesondere der Chemotherapie in einer onkologischen Praxis aktiv arbeiten, stellt sich immer wieder die Frage, inwieweit ihr Handeln rechtlich abgesichert ist.

Der Arzt ist dazu berechtigt, eine bestimmte Aufgabe, die er ansonsten selbst durchführen müsste, an das Pflegepersonal zu delegieren, das heißt, dem Pflegepersonal diese Aufgabe eigenverantwortlich zu übertragen.

Um eine bestimmte Tätigkeit delegieren zu können, müssen bestimmte Voraussetzungen erfüllt sein.

Die Pflegekraft muss eine entsprechende Qualifikation und Befähigung besitzen, das heißt der Arzt muss sich selbst davon überzeugen, dass die entsprechende Pflegekraft die zu delegierende Aufgabe eigenständig durchführen kann. Die Pflegekraft muss damit einverstanden sein, diese Aufgabe durchzuführen. Sollte die Pflegekraft eine übertragene Aufgabe verweigern, dürfen daraus aber keine arbeitsrechtlichen Folgen entstehen. Für die Medizinische Fachangestellte und die Pflegekraft ist wichtig, dass sie im Rahmen der Delegation die Durchführungsverantwortung besitzt, das heißt für Fehler, die bei der Durchführung der übertragenen Tätigkeit auftreten, verantwortlich ist.

Der Arzt dagegen trägt die Anordnungsverantwortung, er ist z.B. dafür verantwortlich, welches Medikament bzw. welche Infusion der Patient erhält.

Sowohl im Rahmen der delegierten Tätigkeit als auch im Rahmen der Anordnungstätigkeit des Arztes können Personen- und Sachschäden entstehen. Hier wird in der Rechtsprechung unterschieden, ob es sich um eine vorsätzliche Handlung gehandelt hat oder um grobe, mittlere oder leichte Fahrlässigkeit. Es können sowohl strafrechtliche Folgen (im Rahmen des Strafgesetzbuches), die mit Geld- oder Freiheitsstrafe geahndet werden, als auch zivilrechtliche Folgen entstehen, z.B. Schadensersatz über Schmerzensgeld, arbeitsrechtliche Folgen wie Abmahnung oder Kündigung oder berufsrechtliche Folgen (Zurücknahme der Erlaubnis, eine pflegerische oder ärztliche Tätigkeit durchzuführen). Ganz wesentlich für die exakte Durchführung des pflegerischen und ärztlichen Handelns ist eine genaue Dokumentation z.B. im Rahmen eines Qualitätsmanagements. Für ein gut geführtes Qualitätsmanagement sprechen neben dem fachlichen auch wirtschaftliche, berufspolitische und juristische Gründe. Ein gut angelegtes Qualitätsmanagement, das bestimmte festgelegte Abläufe in der Praxis dokumentiert und festlegt, schließt Fehler zum größten Teil aus.

Eine wichtige immer wieder diskutierte Problematik, insbesondere bei weit fortgeschrittenen Tumorerkrankungen, ist die Frage nach aktiver oder passiver Sterbehilfe. Die aktive Sterbehilfe oder auch die Tötung auf Verlangen ist in fast allen Ländern verboten und strafbar.

In Deutschland ist dies festgelegt durch den § 216 StGB (Strafgesetzbuch). Die gesetzliche Regelung der Euthanasie wie sie z.B. in den Niederlanden besteht, stellt ein erhebliches ethisches Problem dar, da hier die Drohung im Raum steht, die Tötung unheilbar kranker Menschen zu einem Bestandteil ärztlicher Aufgaben zu machen.

Wie der Deutsche Ärztetag festgelegt hat, gehören zur ärztlichen Sterbebegleitung die ärztliche und menschliche Zuwendung, die Linderung von Beschwerden sowie Schmerzbekämpfung. Nicht zum ärztlichen Behandlungsauftrag gehören die Anleitung zur Selbsttötung, die Hilfe bei der Selbsttötung und die aktive Sterbehilfe. Auch die Bundesärztekammer richtet sich in ihren Richtlinien zur Sterbehilfe, der Richtlinie zur Sterbebegleitung und im neuen Entwurf der Richtlinie zur ärztlichen Sterbebegleitung und den Grenzen zumutbarer Behandlung eindeutig gegen eine aktive Sterbehilfe.

Unter passiver Sterbehilfe verstehen wir

☐ entweder auf eine das Sterben verlängernde Therapie zu verzichten

☐ oder eine bereits begonnene das Sterben verlängernde Therapie zu unterbrechen.

Gemäß dem Urteil vom Bundesgerichtshof im Mai 1991 ist die passive Sterbehilfe rechtlich zulässig, da sie dem natürlichen, der Würde des Menschen gemäßen Verlauf des Sterbens entspricht. Der Maßstab hierfür ist der mutmaßliche Wille des Sterbenden und nicht das Ermessen des behandelnden Arztes. Um den mutmaßlichen Willen des Patienten nicht nur über Angehörige oder Freunde eruieren zu können, sondern den Willen des Erkrankten für ärztliche Entscheidungen zugrunde legen zu können, hat man Patientenverfügungen entwickelt, deren Ziel es ist, den Wunsch des Patienten in einer aussichtslosen Situation, in der er sich nicht mehr selbst artikulieren kann, berücksichtigen zu können.

19 Nachsorge und Rehabilitation

Die Rehabilitation beginnt beim Patienten mit dem Abschluss der Primärbehandlung, so z.B. nach Chemotherapie oder nach Strahlentherapie. Eine sogenannte adjuvante Langzeittherapie wie die Antihormonbehandlung beim Mammakarzinom oder die Herceptin-Behandlung beim Mammakarzinom kann auch während einer Rehabilitation durchgeführt werden.

Ziel der Rehabilitation ist es, Patienten wieder zu einem normalen belastungsfähigen Lebensrhythmus zurückzuführen und eventuelle Folgen der Erkrankung oder der Therapie rechtzeitig behandeln zu können.

Voraussetzung einer Rehabilitation ist, dass der Patient rehabilitationsfähig ist, ein Rehabilitationswunsch besteht und eine entsprechende Rehabilitationsindikation vorhanden ist. Eine Rehabilitation kann direkt nach dem Krankenhaus in Form einer Anschlussheilbehandlung (AHB) erfolgen, in Form einer später anzutretenden Rehabilitation, z.B. nach Abschluss der Chemotherapie, oder aber als sogenannte Kur, die eher einen Erholungseffekt hat. Eine Rehabilitationsmaßnahme ist freiwillig und keineswegs Pflicht. Ein Teil der Patienten lehnt eine Rehabilitationsmaßnahme ab, weil ein weiterer Klinikaufenthalt oder ein Aufenthalt in einer Klinik, in der er wieder viele Tumorpatienten treffen würde, eine zu große psychische Belastung für ihn darstellen würde.

Im Gegensatz zur Rehabilitation besteht die Tumornachsorge aus regelmäßigen, manchmal sich über Jahre erstreckende Kontrolluntersuchungen. Hier soll nicht nur der Patient bezüglich eines Rückfalles der Erkrankung, also eines Rezidivs, beobachtet werden, sondern auf lange Sicht auch eine Kontrolle bezüglich des Auftretens von Zweitmalignomen, wie sie z. B. nach hochdosierter Chemotherapie oder Knochenmarktransplantation vorkommen können, erfolgen.

Die Zeitintervalle der Nachsorgeuntersuchungen richten sich nach dem jeweiligen Tumor und dem persönlichen Rückfallrisiko bzw. Zweitmalignomrisiko.

20 Palliativmedizin

Viele Patienten glauben, dass Palliativmedizin nur ein Teilgebiet der Medizin für todkranke Patienten und vielleicht gerade noch für die Angehörigen darstellt. Um die Palliativmedizin und ihre Bedeutung im Ganzen zu erfassen, müssen wir uns mit dem Stellenwert der Palliativmedizin in unserer Gesellschaft befassen.

Handelt es sich – wie viele Menschen glauben – bei der Palliativmedizin wirklich um eine reine Sterbemedizin? Sind Palliativpatienten Sterbende? Doch wohl kaum.

Palliativmedizin ist viel mehr als die bloße medizinische Versorgung von Patienten, deren Lebenszeit aufgrund einer schweren, chronischen Erkrankung begrenzt ist, sie umfasst deren ganzheitliche Betreuung, also auch psychologische, soziale und spirituelle Aspekte. Hinzu kommt noch die gleichzeitige Betreuung der Angehörigen des Patienten, die nicht nur in der Erkrankungsphase, sondern auch über dessen Tod hinaus erfolgt. Demnach umfasst die Palliativmedizin nicht nur Ärzte und Pflegekräfte, sondern auch Seelsorger, Psychologen, Sozialarbeiter und Hospizhelfer.

Zur optimalen Betreuung des Patienten bilden eine gemeinsame Teamarbeit und ein ständiger Gedankenaustausch eine unverzichtbare Grundlage.

Um zu zeigen, wie wichtig und unverzichtbar eine gute Zusammenarbeit in der Betreuung Schwerstkranker ist, folgender Fallbericht:

Maria suchte mich mit 19 Jahren zum ersten Mal in unserer Praxis auf. Sie fühlte sich seit einiger Zeit schlapp und müde, der Hausarzt veranlasste ein Blutbild, dessen Ergebnis Sorgen bereitete. Zu Recht, denn nach der Auswertung des Differenzialblutbildes stand fest, Maria litt an einer akuten Leukämie. Eine Erkrankung, die unbehandelt in kürzester Zeit zum Tode führt. Noch am selben Tag fuhren Maria und ihre Eltern ins Krankenhaus nach München zur Chemotherapie. Wir hatten Glück, Maria erreichte eine Vollremission, das heißt, die Leukämie verschwand.

Zu den notwendigen Erhaltungschemotherapien stellte sich Maria in den nächsten zwei Jahren regelmäßig bei uns in der Praxis vor. Sie hatte ihre Erkrankung körperlich und psychisch sehr gut überstanden. Im Laufe der Zeit entwickelte sie zu unseren Arzthelferinnen und Krankenschwestern und insbesondere zu unserer MTA, die ihre Blutbilder immer zusammen mit ihr ansah, ein sehr freundschaftliches Verhältnis.

Doch kurz vor Abschluss der Chemotherapiezyklen zeigte eine im Rahmen des Vorsorgeprogramms durchgeführte Knochenmarkpunktion ein Rezidiv, d.h. die Leukämie war zurückgekehrt.

Ein schwerer Schlag für dieses lebenslustige und unbeschwerte Mädchen, das sich selbst so oft an Knochenmarkaustestungs-Aktionen der Selbsthilfegruppe Leukämie beteiligt hatte.

Nach Erhalt des Laborergebnisses wurde Maria nicht nur von ihren Eltern, sondern vor allem auch von Mitgliedern unserer Selbsthilfegruppe, von der Dorfgemeinschaft und der Landjugend aufs Äußerste unterstützt. Das war auch bitter nötig, denn auf die nächste Chemotherapie folgte eine Knochenmarktransplantation.

Das Knochenmark wurde zwar angenommen, im weiteren Verlauf stellten sich aber viele Komplikationen ein, die mit einem wochenlangen Krankenhausaufenthalt im Einzelzimmer verbunden waren. Und als Maria das Krankenhaus verließ, war zwar die Leukämie verschwunden, aber Maria musste wegen einer schweren Nierenkomplikation an die Dialyse. Dreimal pro Woche fuhr sie zur Dialyse, dreimal pro Woche kam sie zur Chemotherapie, Bluttransfusion oder Blutbildkontrolle in die Praxis.

Immer wieder diskutierten wir die Frage nach dem „Warum". Die Frage, auf die es keine Antwort gibt.

Arzthelferinnen und Schwestern kümmerten sich rührend um Maria, für sie gab es keine Wartezeiten mehr, für sie war immer jemand zum Reden zur Stelle.

Wir versuchten, ihr den Aufenthalt so schön wie möglich zu gestalten. Freunde kamen in die Praxis, um mit ihr die Zeit der Behandlungsdauer zu verbringen.

Leider fiel uns die schwere Aufgabe zu, nach kurzer Zeit Maria und ihre Eltern über ein erneutes Rezidiv zu informieren. Nach Rücksprache mit der Knochenmarktransplantations-Ambulanz wurde von einer weiteren aggressiven Therapie Abstand genommen.

Alle folgenden Therapieabschnitte standen unter dem Zeichen der Palliativmedizin. Eine schwere Zeit für uns alle!

Eine Zeit der Gespräche mit Maria, ihren Eltern, der Selbsthilfegruppe, dem Praxisteam und den beteiligten Ärzten.

Maria wurde zusehends schwächer und musste nun täglich von ihrer Mutter in die Praxis begleitet werden. Doch immer lächelte sie, immer noch hatte sie Freude am Leben, immer noch strahlte sie Zuversicht aus.

Eines Tages klagte sie über zunehmende Sehstörungen. Der behandelnde Augenarzt war sofort bereit, Maria in unserer Praxis zu untersuchen, um ihr einen weiteren Weg zu ersparen. Keine Selbstverständlichkeit! Wir waren ihm damals sehr dankbar für sein großzügiges Angebot.

Leider zeigte sich ein Befall der Netzhaut durch Leukämiezellen. Maria erblindete zusehends.

Hinzu kam ein schwerer gastrointestinaler Infekt, und so standen wir eines Tages vor der Frage: Ist die Weiterführung der Dialyse sinnvoll?

Immer wieder diskutierten wir die Frage zusammen mit der behandelnden Nephrologin, und als es zu einer weiteren Verschlechterung des Allgemeinzustandes kam, der Blutdruck ständig am Absinken war, entschlossen wir uns zum Abbruch der Dialyse.

Trotz zahlreicher eigener Termine kam die Nephrologin zu uns in die Praxis, um mit mir zusammen mit der Mutter des Mädchens zu reden.

Zu Maria ging ich allein. Es waren keine großen Worte notwendig. Wir kannten uns lange genug und ihre Frage: „Darf ich jetzt endlich ausruhen?" ließ keinen Zweifel offen.

Für die Mutter war die Entscheidung zum Abbruch der Dialyse sehr viel schwieriger zu ertragen.

Denn Abbruch hieß, den sicheren Tod ihres Kindes zu akzeptieren. Nochmals halfen alle zusammen. Der Hausarzt besuchte Maria mehrmals täglich. Die Dorfgemeinschaft, Landjugend und Freunde unterstützten Marias Eltern bei der aufopfernden Pflege. Mitglieder der Selbsthilfegruppe standen jederzeit für Gespräche bereit und so starb Maria zu Hause im Bett ihrer Eltern, umgeben von ihren Eltern, Geschwistern und Freunden.

Ein trauriges Schicksal, und doch bleibt die Erinnerung an eine Zusammenarbeit vieler engagierter Menschen, denen viel daran gelegen war, Maria nicht nur ein schönes Leben, sondern auch einen würdigen Tod zu bereiten.

Wie schwierig die praktische Ausführung der Palliativmedizin bereits im medizinischen Bereich ist, zeigt das Problem der Durchführung einer adäquaten Schmerztherapie.

Wie bereits *Albert Schweizer* treffend beschrieb „stellt der Schmerz für den Patienten häufig eine schlimmere Fessel dar als die Krankheit selber". Und wenn man bedenkt, dass seit über 100 Jahren mit Morphium ein potentes Mittel verfügbar ist und der Morphinverbrauch in Deutschland dagegen nur knapp über dem der Entwicklungsländer liegt, wird die Bedeutung und der Stellenwert einer breit gefächerten Palliativmedizin mehr als deutlich.

Macht, Vermögen, hohe Leistungsfähigkeit und eine genormte Schönheit stehen in unserer Gesellschaft im Vordergrund. Gesundheit – sowohl körperlicher als auch seelischer Art – wird als reine

Selbstverständlichkeit betrachtet, denn sie ist ja unbedingte Voraussetzung, um in unserer Gesellschaft als funktionsfähiges Mitglied zu existieren. Körperliche oder seelische Beeinträchtigungen, Krankheit und Tod gehören nicht zum Bild des modernen Menschen. Tiefere Werte wie Mitmenschlichkeit, Aufopferung und Liebe finden dabei kaum einen Platz. Diese Haltung ist nicht nur ein Problem der heutigen modernen Gesellschaft, sondern reicht schon weit in die Antike zurück.

Bereits der römische Philosoph und Staatsmann *Seneca* erhebt Klage über die dekadente und ignorante Lebensweise seiner Mitbürger:

„Während diese Menschen glauben zu leben, leben sie in Wirklichkeit ihren Tod, und während sie ein Lustleben führen und dem Körper, dem „schlechten Gesellen" dienen, dem Tod zu entfliehen glauben, rennen sie dabei immer mehr in den eigentlichen Tod, den Untergang ihres besseren Teils, hinein."

Der Tod wird dem Leben entfremdet, aus dem Leben entfernt. Ein Sterben zu Hause wird zur Seltenheit. Die Verabschiedung am offenen Sarg, früher noch selbstverständlich, ist heute mehr als ungewöhnlich.

Der Trend, Tote als Lebende zu schminken, nimmt zu. In Amerika sind einige Beerdigungsinstitute bereits dazu übergegangen, die Toten im 45°-Winkel komplett geschminkt aufzubahren, sodass die Angehörigen ihnen bequem vom Autofenster nochmals ein letztes Adieu zuwinken können.

Der Tod wird mit Leben verkleidet und nicht mehr akzeptiert, sodass eine Auseinandersetzung mit dem Tod nicht mehr möglich ist.

Die alten Griechen vermieden es tunlichst, ihre Todesgötter mit Namen zu nennen, um nicht in ihren Blickwinkel zu kommen. Sie gebrauchten statt dessen „theoi annonimoi" – die nicht zu nennenden Götter. Bis heute wird dieses Verhalten beibehalten.

Namen schwerer Krankheiten wie Krebs und Aids nimmt man gar nicht erst in den Mund – ein ähnliches Verhalten findet man bei der

Bevölkerung des Mittelalters in Zusammenhang mit der Pest – und die Möglichkeit selbst einmal an einer so schweren Krankheit zu erkranken oder gar an ihr zu versterben, wird weit zurückgewiesen oder sogar aktiv verdrängt. Eine erstaunliche Leistung, wenn man bedenkt, dass heute jeder vierte bis fünfte Mitbürger an Krebs erkrankt.

Trifft eine schwere Krankheit den heutigen Menschen, wird dies als Ungerechtigkeit des Schicksals aufgenommen und führt meist zu Fassungslosigkeit oder Ratlosigkeit. Während ansonsten Gegensätze wie Sonne und Regen, warm und kalt als Selbstverständlichkeit akzeptiert werden, sieht die heutige Gesellschaft zwar „Glück" als selbstverständlich an, vergisst aber den Gegenspieler „Leid" dabei völlig. Palliativmedizin fordert nun nicht nur die ganzheitliche Versorgung des Patienten, sondern insbesondere auch seine gesellschaftliche Anerkennung.

Palliativstationen sind keine Sterbestationen, sondern sehen ihre Aufgabe vielmehr darin, schwerkranken Menschen den Weg zurück in ihr soziales Umfeld, in die Gesellschaft zu ermöglichen.

Solange	aber chronisch kranke Kinder wegen Überforderung der Lehrer von Schulen verwiesen werden,
solange	aber krebskranken Patienten der Arbeitsplatz gekündigt wird,
solange	aber krebskranke Familienmitglieder der Familie entfremdet werden,
solange	aber Krebskranke plötzlich ohne Freunde dastehen,
solange	wird unsere Gesellschaft ein großes Problem mit der Palliativmedizin haben.

Dass es keineswegs unmöglich ist, diesen Zustand zu ändern, zeigen viele Beispiele:

☐ Nehmen Sie die Schule für Kranke, deren Mitarbeiter sich unermüdlich für die Rechte und die gesellschaftliche Gleichstellung behinderter und kranker Kinder einsetzen.

- Nehmen Sie die Arbeitgeber, die auch schwerstkranken Mitarbeitern noch eine adäquate Arbeitsstelle ermöglichen und so ihre soziale Integration sichern.
- Nehmen Sie all die Angehörigen, die Pflegedienste und die Hospizarbeiter, die vielen Menschen ein Sterben zu Hause ermöglichen.
- Nehmen Sie die Selbsthilfegruppen, die nicht nur der Information dienen, sondern häufig die Familie ersetzen.
- Nehmen Sie die Menschen, die einfach Verständnis zeigen und Bürokratie und Vorschriften außer Acht lassen können.

Hierzu ein Fallbericht:

Während meiner Ausbildung lernte ich Harald kennen, einen 20-jährigen Jugendlichen, der gerade sein Abitur gemacht hatte und wegen eines weit fortgeschrittenen Hodentumors auf meiner Station behandelt wurde. Haralds größter Wunsch war, Medizin zu studieren – ein Vorsatz, der aufgrund seiner noch zu erwartenden Lebensspanne unmöglich erschien. Obwohl er über seine Erkrankung aufgeklärt war, redete er immer wieder darüber und machte sich große Sorgen über seine Wartezeit, denn sein Abiturdurchschnitt reichte bei Weitem nicht für den begehrten Studienplatz aus. Alle Gespräche mit Harald drehten sich nur um das Medizinstudium.

Eines Tages telefonierte ich mit dem Schulministerium in München mit einem Beamten, der eben eine Ausnahme war, denn er zeigte Verständnis für diesen Jungen. Dieser Mann erwirkte bei der ZVS einen Zulassungsbescheid für Harald.

Einige Tage später wurde Harald der Zulassungsbescheid ins Krankenhaus zugestellt und ich werde niemals dieses strahlende, von Krebs gezeichnete Gesicht vergessen, niemals die Begeisterung für ein Studium, das niemals begonnen werden sollte.

Eine Woche später starb Harald mit dem Zulassungsbescheid direkt neben sich auf dem Nachttisch.

Ein Beispiel, das mit medizinischer Versorgung nichts zu tun hat, das aber das Ziel der Palliativmedizin in seiner vollständigen Bedeutung klar umreißt. Leider ist die Palliativmedizin aber heute noch unmittelbar an das Engagement Einzelner geknüpft und keineswegs Allgemeingut.

Die Politik hat zwar Palliativmedizin als erforderlich erkannt, die finanzielle Förderung stellt sich aber insbesondere im ambulanten Bereich nach wie vor als sehr problematisch dar. So werden z.B. Pflegediensten, die unermüdlich in der Palliativversorgung ihrer Patienten tätig sind, Entschädigungskosten angeboten, die noch nicht einmal den Benzinbedarf für die oft weit zurückzulegenden Strecken decken.

Die Akzeptanz, Geldmittel in die Betreuung Schwerstkranker zu stecken, ist deutlich geringer, als dieselben Mittel z.B. für verbesserte Geburtsbedingungen in Deutschland zu verwenden.

Auf den ersten Blick zwei Gegensätze. Einerseits das Neugeborene – andererseits der schwerkranke, oft sterbende Mensch. Aber gleich ist die Hilflosigkeit, gleich ist das Bedürfnis nach Zuwendung und Liebe und gleich sind die katastrophalen Folgen, wenn menschliche Nähe und Geborgenheit fehlen.

Wie kann nun eine Lösung für die Einführung der Palliativmedizin in unserer Gesellschaft aussehen?

Seit über 10 Jahren existiert die Gesellschaft für Palliativmedizin, es werden seit der Hospizbewegung um *Cicely Saunders* Hospize und Palliativstationen geschaffen.

Seit Kurzem besteht die Möglichkeit für Fachärzte jeder Disziplin, durch entsprechende Weiterbildung die Zusatzbezeichnung „Palliativmedizin" zu erlangen. Pflegekräfte können ihre Kenntnisse zur Palliativ-Care-Pflegekraft erweitern. Institutionen wie z.B. die „Christophorus-Akademie für Palliativmedizin/Palliativpflege und Hospizarbeit" am Klinikum Großhadern in München bemühen sich um eine Weiterbildung und Kooperationsarbeit.

Bemühungen und Pläne zur Errichtung ambulanter, flächendeckender Palliativeinheiten sind im Gespräch, Konzepte hierzu wurden für Bayern durch Mitarbeiter der Christophorus-Akademie entwickelt und den Ministerien vorgelegt.

Alle diese Bemühungen aber sind im Rahmen der heutigen Gesellschaft nur ein Tropfen auf den heißen Stein. Palliativmedizin kann nicht nur als eine Entwicklung in der Medizin verstanden werden, sondern stellt vielmehr einen Aufruf an die Änderung der Wertvorstellungen und Denkweise unserer Gesellschaft dar.

Palliativmedizin betrifft jeden von uns, denn die Forderung lautet:

- Gebt der Krankheit und dem Tod wieder Platz.
- Lasst zu, dass der Teil unseres Lebens, der neben der Geburt der entscheidenste und unausweichlichste ist, wieder Teil unseres Denkens und Alltags wird.
- Palliativmedizin kann und darf sich nicht nur auf diejenigen unter uns beschränken, die am Ende ihres Lebens stehen, sondern muss von uns allen gelebt werden, muss unser Leben mitbestimmen können.

Durch den zunehmenden Stellenwert der Palliativmedizin erhält unsere Gesellschaft, die den Tod als lästig verdrängt, wieder die Möglichkeit, das Leben in den Mittelpunkt zu rücken.

Palliativmedizin eröffnet uns allen die Möglichkeit, uns wieder auf unser eigenes Ich zu konzentrieren und uns statt von Macht und Geld wieder von Hoffnung, Wahrhaftigkeit und Liebe lenken zu lassen.

Die Palliativmedizin kann, wenn wir es denn zulassen, die Rolle eines Lehrers für uns übernehmen.

In diesem Zusammenspiel werden, wie *E. Schuchart* treffend bemerkte, „die Leidenden zu Lebenden – die Nichtleidenden zu Lernenden oder zumindest zu Lernbedürftigen" – und so hat die Palliativmedizin eine Dimension wechselseitigen Lernens.

21 Spezialisierte ambulante Palliativversorgung (SAPV)

Die spezialisierte ambulante Palliativversorgung (SAPV) wurde im Jahr 2007 ins Sozialgesetzbuch V eingeführt. Sie soll die Lebensqualität und Selbstbestimmung schwerstkranker Menschen erhalten, fördern und verbessern sowie ein menschen- 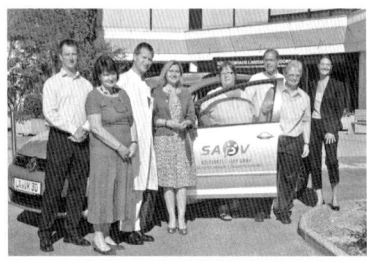 würdiges Leben bis zum Tode ermöglichen. Die Leistung der SAPV wird von sogenannten Palliativ-Care-Teams erbracht. Hierzu gehören speziell in Palliativmedizin ausgebildete Ärzte und Krankenschwestern sowie Sozialarbeiter, Seelsorger und Hospizvereine. Die Leistungen der SAPV werden von den Krankenkassen übernommen und können zusätzlich zu den Leistungen der Pflegedienste angefordert werden. Einen Antrag darauf kann jeder der Ärzte, der den Patienten behandelt, bei der entsprechenden Krankenkasse einreichen. Die SAPV besitzt einen 24-Stunden-Rufdienst und begleitet nicht nur den Erkrankten, sondern auch seine Angehörigen. Die SAPV kann als alleinige Beratungsleistung oder als Koordinationsleistung angefordert werden. Sollte es erforderlich sein, ist eine additiv unterstützende Teilversorgung oder eine vollständige Patientenversorgung möglich. Um im Notfall auch ein sofortige, adäquate, stationäre Versorgung zu gewährleisten, ist eine enge Zusammenarbeit zwischen SAPV und Palliativstationen notwendig.

22 Hospiz

Unter einem Hospiz versteht man eine Institution, in der austherapierte Patienten bis zu ihrem Lebensende gepflegt und psychologisch betreut werden können. Im Gegensatz zur Palliativstation ist beim Hospiz die Anwesenheit eines Arztes nicht kontinuierlich erforderlich. 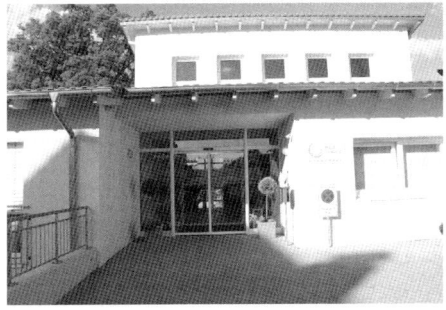 Die Betreuung der Patienten erfolgt durch entsprechend ausgebildetes Pflegepersonal, das von Hospizhelfern unterstützt wird. Leider verfügt Deutschland immer noch über zu wenig Hospize, sodass nach wie vor ein Großteil der Tumorpatienten, die im Finalstadium nicht von der Familie versorgt werden können, ins Altenheim eingewiesen werden müssen. Dabei sind nach dem heutigen Stand nur wenige Altenheime in der Lage, ihre Pfleger entsprechend auszubilden, sodass insbesondere bei Tumorpatienten und den für sie erforderlichen Schmerz- und Ernährungstherapien eine Überforderung der Altenpflege vorherrscht.

23 Selbsthilfegruppen

Den Selbsthilfegruppen kommt eine besondere Bedeutung zu. Hier finden sich gleichermaßen betroffene Menschen zusammen, die im Rahmen der Gruppe ihre Erfahrung über die Erkrankung oder die Therapien austauschen können.

Selbsthilfegruppen können je nach Struktur sehr hohen informellen Wert besitzen. Auch können gut organisierte Selbsthilfegruppen häufig eine Art Familienersatz für den jeweils betroffenen Menschen sein. Allerdings ist eine Selbsthilfegruppe nicht für jeden Patienten der geeignete Informationsort, da für einige Patienten das Zusammentreffen mit gleich Erkrankten zu einer psychischen Belastung führen kann. Jeder Patient sollte sich mit einer Selbsthilfegruppe vor Ort in Verbindung setzen und durch einen Informationsbesuch austesten, ob er mit dieser Struktur zurechtkommt oder nicht.

24 Informationsmöglichkeiten für den Tumorpatienten

Informationsmöglichkeiten für den Tumorpatienten bieten vor allem der behandelnde Onkologe und Hausarzt sowie Informationsbroschüren, die im Allgemeinen in der onkologischen Praxis ausliegen. Eine zunehmende Bedeutung als Informationsquelle stellt das Internet dar. Dies bietet auf der einen Seite für den Patienten eine schnelle und umfassende Information, stellt auf der anderen Seite aber sehr häufig für den Patienten eine Überforderung dar. Im Internet kann nicht auf das einzelne Individuum eingegangen werden, sondern es werden nur durchschnittliche Zahlen wie z.B. in Bezug auf das Überleben genannt, was nicht selten bei einem Patienten, der von einer entsprechenden Krankheit betroffen ist und sich im Internet informiert hat, zu massiven psychischen Krisen führen kann. Ein offenes Gespräch mit dem betreuenden Arzt kann häufig hilfreich sein.

25 Onkologierelevante Regelungen in der gesetzlichen Krankenversicherung

(K. Ragner)

Fahrtkosten

Fahrtkosten werden erbracht, wenn sie zur Erlangung einer Leistung der GKV erforderlich sind. Welches Fahrzeug benutzt werden kann, richtet sich nach der medizinischen Notwendigkeit im Einzelfall. Dies gilt insbesondere für die Fahrten zur stationären Behandlung. Fahrtkosten zur ambulanten Behandlung dürfen nur in Ausnahmefällen genehmigt werden. Eine solche Ausnahme stellen z.B. Serienbehandlungen wie Chemo- und Strahlentherapie dar. Fahrtkosten werden nur bis zur nächstgelegenen Behandlungseinrichtung erstattet. Ist die Behandlungseinrichtung nicht auf den „ersten Blick" als nächstgelegen zu erkennen, so erfolgt eine medizinische Prüfung durch den Medizinischen Dienst der Krankenversicherung (MDK).

Beispiel: Die Praxis ist aufgrund der Erkrankung der Meinung, dass eine Bestrahlung in der Universitätsklinik zu einem besseren Ergebnis führt als im örtlichen Krankenhaus; der Patient benötigt dann eine ausführliche medizinische Begründung als Basis für die Entscheidung des MDK.

Pro Fahrt hat der Patient eine Zuzahlung von 10% der Kosten zu erbringen. Die Untergrenze für diese Zuzahlung liegt bei 5 Euro und die Höchstgrenze bei 10 Euro. Unter bestimmten Voraussetzungen können Patienten von der Zuzahlung befreit werden.

Zuzahlungsbefreiung

Zuzahlungen für Medikamente, Heilmittel, Hilfsmittel, Fahrtkosten und stationäre Aufenthalte sind vom Patienten jährlich nur bis zur Summe einer sogenannten „Belastungsgrenze" zu erbringen.

Diese Grenze liegt generell bei 2 % seiner Bruttoeinnahmen zum Lebensunterhalt. Neben den verschiedenen Einkunftsarten werden auch geldwerte Leistungen aus Übergabeverträgen, z.B. kostenlose Unterkunft, berücksichtigt. Bei der Ermittlung der Einkünfte und geleisteten Zuzahlungen wird der Patient zusammen mit seinen im gemeinsamen Haushalt lebenden Angehörigen veranlagt, pro Angehörigen wird ein gewisser Betrag angerechnet, für den ersten sind dies 2010 z.B. 4725 Euro. Dieser Betrag wird regelmäßig angepasst.

Für Patienten mit sehr geringem Einkommen gilt derzeit dennoch eine Mindestbelastungsgrenze von 89,76 Euro, auch wenn sich bei der Berechnung ein niedrigerer Betrag ergäbe. Wichtig für den Patienten: Die einzureichenden Quittungen müssen ihm und seinen Angehörigen eindeutig zugeordnet werden können.

Hilfsmittel

Vorrangig ist hier die Versorgung mit Perücken und Orthesen zu nennen. Zum Bezug von Hilfsmitteln benötigt der Patient eine entsprechende Verordnung, welche er beim Leistungserbringer vorlegt (eine Vorlage bei der Krankenkasse ist zunächst nicht erforderlich).

Orthesen werden direkt vom Sanitätshaus bezogen, welches die Formalitäten mit der Krankenkasse abwickelt. Es ist eine Zuzahlung von 10 % zu entrichten. Beachten Sie hierzu den Abschnitt zur Zuzahlungsbefreiung.

Perücken können von manchen Leistungserbringern direkt mit der Kasse abgerechnet werden, während andere eine Rechnung an den Versicherten stellen. Solche Rechnungen können bei den Krankenkassen zur Erstattung eingereicht werden. Die Erstattungssätze liegen für Frauen bei 260 Euro (abzüglich 10 % Eigenanteil) und für Männer bei 410 Euro. Dabei muss man berücksichtigen, dass die Leistung bei Männern nur in seltenen Fällen infrage kommt (in der Regel nur bei sehr jungen Patienten). Männern sollte deshalb gegebenenfalls zu einer vorherigen Beratung durch die Krankenkasse geraten werden.

Rehabilitation

Die onkologische Rehabilitation nach § 31 SGB VI läuft über die gesetzliche Rentenversicherung. Die Anträge sind auch in den meisten Krankenkassen vorrätig.

Krankengeld

Patienten haben einen Anspruch auf Krankengeld (KG), wenn die Erkrankung sie arbeitsunfähig macht. Generell beginnt das KG nach Ablauf der Lohnfortzahlung durch den Arbeitgeber. Dies sind in der Regel sechs Wochen. Die Leistung beträgt 70 % des Bruttoarbeitsentgelts, jedoch höchstens 90 % des Netto. Bis zum Ablauf der Lohnfortzahlung sind Arbeitsunfähigkeitsbescheinigungen auszustellen. Für das Krankengeld benötigt der Patient Auszahlungsscheine seiner Krankenversicherung. Die Zahlung erfolgt immer rückwirkend vom Tag, an dem der Schein abgestempelt ist, bis zum Tag, für den zuletzt eine Zahlung erfolgte. Während von der Rentenversicherung erbrachten stationären Aufenthalten ruht das Krankengeld zugunsten des Übergangsgeldes des Rentenversicherungsträgers.

Haushaltshilfe

Patienten, die den Haushalt aufgrund einer stationären Behandlung nicht weiterführen können, erhalten von der gesetzlichen Krankenversicherung Haushaltshilfeleistungen. Voraussetzung dafür ist, dass ein Kind unter 12 Jahren im Haushalt versorgt werden muss. Eine Leistung kommt nur zustande, wenn keine weiteren im Haushalt lebenden Personen oder Angehörige bis zum zweiten Grad (z.B. Oma, Tante, Geschwister) einspringen können. Die Leistung kann durch professionelles Vertragspersonal erbracht werden. Für alle weiteren Haushaltshilfen erstattet die Krankenkasse 8,25 Euro der nachgewiesenen Auslagen pro Stunde. Es werden maximal 66 Euro (8 Stunden) täglich erstattet. Bei Ehegatten kann auch ein anteiliger Verdienstausfall geleistet werden. Die Zuzahlungen betragen 10 % und liegen stets zwischen 5 Euro und 10 Euro am Tag. Eine Berücksichtigung bei der Zuzahlungsbefreiung ist möglich. Ist die Versorgung des Haushalts aufgrund einer ambulanten Behandlung oder des Gesundheitszustandes nicht möglich, so gibt es bei den Krankenkassen unterschiedliche Satzungsleistungen.

26 Burn-out

Überforderung im Beruf und die gleichzeitige Verantwortung für sich selbst oder für eine eigene Familie kann zu einer Krankheit führen, die wir heute als „Burn-out" bezeichnen. Das sogenannte Burn-out-Syndrom ist gekennzeichnet durch Erschöpfung, Lustlosigkeit und Resignation. Das Gefühl, den Anforderungen im Beruf und der Familie nicht mehr gerecht zu werden, obwohl ein maximales Engagement aufgebracht wird, nimmt überhand. Ruhepausen und Schlafzeiten können nicht mehr ausgenutzt werden, da die Gedanken des Betroffenen nur noch um die Aufgaben kreisen, die in seinen Augen durch ihn nicht erfüllt werden können. Schuldgefühle gegenüber der Familie, insbesondere wie viel Zeit für die Kinder bleibt, und auch gegenüber dem Arbeitgeber treten auf und führen zu Pessimismus und Frustration. Der Betroffene ist mit sich und seiner Welt unzufrieden und entwickelt nicht selten Aggressionen gegen sich selbst und gegen Menschen, die ihm eigentlich viel bedeuten.

Um nicht in diesen Kreislauf zu geraten, sollten gerade diejenigen, die ständig mit schwerstkranken Patienten umgehen, auf Frühsymptome achten, wie z.B. Schlafstörungen oder eine Konzentrationsschwäche.

Dann ist es insbesondere wichtig, sich bewusst zu machen, dass ein Problem besteht, denn nur so kann dieses Problem analysiert und ggf. gelöst werden. In medizinischen Berufen können besonders die folgenden Punkte zu der Entstehung eines „Burn-out-Syndroms" beitragen:

1. Ständiger Umgang mit schwerkranken, häufig todkranken Patienten.

2. Personalknappheit und damit das Gefühl, zu wenig Zeit für den einzelnen Patienten zu haben.
3. Fehlende Teamgespräche.
4. Mangelnder Austausch zwischen Arzt und medizinischem Personal. Vermittlung des Gefühls des Nebeneinander- und nicht Miteinanderarbeitens.
5. Steigende Erwartungshaltung der Patienten und ihrer Angehörigen. Spagat Familie – Beruf. Man nimmt Probleme aus dem Beruf mit nach Hause.
6. Einschätzung von Problemen verschiebt sich, z. B. Probleme der Kinder mit Schulkameraden erscheinen viel geringer als die Probleme der todkranken Patienten.
7. Keine Zeit mehr für sich selbst. Zeit wird ausschließlich für Beruf und Familie aufgebraucht.

Einige Tipps zur Burn-out-Prophylaxe:

Beruf

Versuchen Sie, Situationen zu vermeiden, von denen Sie schon von vornherein wissen, dass Sie ihnen nicht gewachsen sind, z. B. Gespräche mit Patienten und Angehörigen, die Ihnen nur Vorwürfe machen, oder die Versorgung von exulzerierenden Wunden, die Sie nicht ertragen können.

Suchen Sie Gespräche im Team und versuchen Sie, Ihre persönlichen Probleme zu artikulieren. Häufig werden eigene Probleme erst im Gespräch für den Betroffenen selbst sichtbar.

Behandeln Sie Tumorpatienten nur, wenn Sie an Ihrer Arbeit auch Freude finden, wechseln Sie ansonsten die Abteilung.

Privater Bereich

Teilen Sie die Zeit zu Hause ein. Beziehen Sie Ehepartner und Kinder mit in die Hausarbeit ein. Sprechen Sie sowohl mit Ihrem Ehepartner als auch mit den Kindern über Ihre Probleme. Überspanntes und manchmal aggressives Verhalten wird von allen besser verstanden, wenn die Ursache bekannt ist. Konzentrieren Sie sich im Beruf auf Ihre Arbeit, und wenn Sie zu Hause sind, auf Ihre Familie. Eine Vermischung beider Bereiche ist häufig sehr schwierig und problembelastet.

Gönnen Sie sich selber mindestens einmal pro Woche einen persönlichen Freiraum, in dem Sie z. B. zum Sport gehen, ein Buch lesen oder mit Freunden essen gehen. Ihre Familie muss erkennen und lernen, dass Ihnen Ihr Beruf Spaß macht und Ihnen viel bedeutet. Erzählen Sie zu Hause ruhig, was Sie während des Tages mit Ihren Patienten erlebt haben, sodass Ihre Familie auch an Ihrem Leben außerhalb der häuslichen Gemeinschaft teilnehmen kann. Bitte bedenken Sie immer, nicht nur die Zeit unserer Patienten, sondern auch unsere Zeit auf Erden ist begrenzt. Zeit gehört zu den wertvollsten Dingen, die wir besitzen und wir sollten verantwortungsvoll und zielbewusst mit ihr umgeben.

27 Literatur

Deng G, Cassileth B (2005) Integrative oncology: complementary therapies for pain, anxiety, and mood disturbance. CA Cancer J Clin 55:109–116

de Vita et al (2011) Cancer. Lippincott Williams & Wilkens, Philadelphia

Krebsmedikamente mit fraglicher Wirksamkeit (1989) In: Aktuelle Onkologie, Band 49, Zuckschwerdt, München

Maio G (2012) Mittelpunkt Mensch. Ethik in der Medizin. Schattauer, Stuttgart

Margulies A, Kroner T, Gaisser A, Bachmann-Mettler I (2011) Onkologische Krankenpflege. Springer, Berlin

Memorandum zur Arzneibehandlung im Rahmen besonderer Therapierichtungen (1993) Deutscher Ärzte-Verlag, Köln

Questionable methods of cancer management: nutritional therapies (1993) CA Cancer J Clin 43: 309–319

Risberg T, Lund E, Wist E et al. (1998) Cancer patients use of unproven therapy – A 5-year follow-up study. J Clin Oncol 16: 6–12

Schewior-Popp S, Sitzmann F, Ullrich L (2009) Thiemes Pflege. Das Lehrbuch für Pflegende in Ausbildung. Thieme, Stuttgart

Weiterführende Literatur

Aulbach E, Zech D (2004) Lehrbuch der Palliativmedizin. Schattauer, Stuttgart

Berger D P, Engelhardt R, Mertelsmann R (2012) Das Rote Buch. Hämatologie und Internistische Onkologie. Ecomed, Landsberg

Burghard B (2000) Anthroposophische Arzneimittel. Eine kritische Betrachtung. PZ Schriftenreihe, BD 10. Govi, Eschborn

Delbrück H (1999) Ernährung für Krebserkrankte. Rat und Hilfe für Betroffene und Angehörige. Kohlhammer, Stuttgart

Doyle D, Hanks G W C, Cherny N I et al. (2008) Oxford textbook of palliative medicine. Oxford University Press

Eckstein R (2010) Immunhämatologie und Transfusionsmedizin. Elsevier, München

Freye E (2010) Opioide in der Medizin. Springer, Berlin

Gesundheitsberichtserstattung des Bundes, Heft 9. Inanspruchnahme alternativer Methoden in der Medizin. Robert-Koch-Institut, Berlin

Grant S (2007) Und er stand doch auf eigenen Füßen. Eigenverlag, www.suegrant.de

Hiddemann W, Huber H, Bartram C R (2011) Die Onkologie. Springer, Berlin

Jones L W, Demark-Wahnefried W (2006) Diet, exercise and complementary therapies after primary treatment for cancer. Lancet Oncol 7:1017–1026

Jungi F, Senn H J (1997) Alternative Behandlungsmethoden. Broschürenreihe der Deutschen Krebsgesellschaft (auch im Internet, z. B. bei http://www.krebsinfo.de)

Lund D (1990) Eric. Der wunderbare Funke Leben. dtv, München

Münstedt K (Hrsg) (2012) Ratgeber unkonventionelle Krebstherapien. Ecomed, Landsberg

Oepen I, Prokop O (1997) Außenseitermethoden in der Medizin – Ursprünge, Gefahren, Konsequenzen. Wissenschaftliche Buchgesellschaft, Darmstadt

Rüdiger H, Hänsel R, Gabius H-J (2007) Pflanzliche Lektine: Vorkommen, Eigenschaften, Analytik und Bewertung ihrer immunmodulatorischen Aktivität. In: Hänsel R, Sticher O (Hrsg) Pharmakognosie – Phytopharmazie. Springer, Heidelberg, S. 705–738

Schophaus M (2004) Im Himmel warten Bäume auf Dich. Die Geschichte eines viel zu kurzen Lebens. Goldmann, München

Schweizerische Krebsliga, Studiengruppe für komplementäre und alternative Methoden bei Krebs (SKAK), Dokumentation über einzelne Methoden in der Medizin sind über die E-Mail-Adresse haldimann@swisscancer.ch erhältlich.

Stiftung Warentest (1997) Handbuch: Die Andere Medizin. Nutzen und Risiken sanfter Heilmethoden

Stiftung Warentest (2005) Die andere Medizin. Alternative Heilmethoden für Sie bewertet

Tumorzentrum München http://www.tumorzentrum-muenchen.de, Link Expertenservice

Willeck K (Hrsg) (1999) „Alternative" Methoden im Test. Springer, Berlin

Zenz M, Jurna I (2001) Lehrbuch der Schmerztherapie, Wissenschaftliche Verlagsgesellschaft, Stuttgart

28 Stichwortverzeichnis

A
ABL-Gen 68
Adenokarzinome 50
Adjuvante Therapie 17
Aggressivität 6
Akanthosis nigricans 88
Akute lymphatische Leukämie (ALL) 66, 67
Akute myeloische Leukämie (AML) 66, 67
Akutes Erbrechen 117
Akutmaßnahmen 79
Alemtuzumab 25
Allergische Reaktionen 83
Allgemeinzustand (AZ) 122
Alopezie 119
Alternative Therapie 33
Altersleukämie 66
Amyloidose 77
Anämie 4, 64
Anaphylaxie 83
Angiogenesehemmer 27, 78
Ann Arbor, Stadieneinteilung 13, 71
Anschlussheilbehandlung (AHB) 137
Anthroposophie 45
Antiemetika 118
Antikörper 26
Antikörpermangelsyndrom 74, 81, 82
Antikörpertherapie 25
Antiöstrogene 24
Antioxidanzien 39
Antizipatorisches Erbrechen 117
Apoptose 26, 52
Aromatasehemmer 24
A-Symptomatik 13, 72

Aszites 7
Atemnot 84
Authentisches Verhalten 128
Autolog 78

B
BCR-Gen 68
Bedside-Test 92
Behandlungsstudien 33
Belastungsgrenze 152
Bevacizumab 27
Bewältigungsstrategien 131
Binet, Stadieneinteilung 13, 73
Bioresonanztherapie 41
Blasten 66
Bluttransfusion 90
Blutungen 84
BRCA1-Gen 53
BRCA1-Mutation 59
BRCA2-Gen 53
BRCA2-Mutation 59
Breast imaging reporting and data system (BI-RADS-System) 53
Bronchialkarzinom 48
Bronchoalveoläre Karzinome 50
Bronchoskopie 9
BSE 43
B-Symptomatik 5, 13, 72
Burn-out 156
B-Zell-Lymphome 72

C
Catumaxomab 25, 60
Cauda-equina-Syndrom 81
Cetuximab 25
Chemotherapie 20
Chemotherapiezyklen 21

Chromosomenaberrationen 67
Chronisch lymphatische
 Leukämie (CLL) 73
Chronisch myeloische
 Leukämie (CML) 68
Complementary and alternative
 medicine (CAM) 34
Computertomografie (CT) 8
Coombs-Test 74

D
Darmperforation 84
Dasatinib 28
Deklaration der Menschenrechte
 Sterbender 132
Denosumab 25
Dexamethason 107
Dexrazoxan 117
Dialog 126
Dokumentation 135
Dukes, Stadieneinteilung 13, 57
Durchbruchschmerz 96
Durie, Stadieneinteilung 13, 76

E
ECOG-Performance-Status-
 Scale 122
Eigenbluttherapie 43
Eisenmangelanämie 56, 64
Eisenpräparate 64
Elektronenstrahlen 32
Emetogenes Potenzial 117
Endoskopische retrograde Cholan-
 gio-Pankreatikografie (ERCP) 9
Endosonografie 10
Enzympräparate 43
EORTC-Index 123
Erbrechen 117
Erlotinib 29
Ernährung 105
Ernährungstherapie 105
Erstverschlimmerung 42
Erythrozytentransfusion 90
Essenzielle Thrombozythämie
 (ET) 68, 69

Ethikkommission 34
Everolimus 30
Extended-Disease 49
Exulzerierender Tumor 105

F
FAB-Regionen 26
FC-Region 26
Fernmetastasen 11
FISH-Test 15
Follikuläres Lymphom 74
Fortecortin 107

G
G1-Phase 20
Gammaknife 32
Ganzkörperhyperthermie 44
Gastroenteritis 101
Gastroskopie 9
Gefitinib 29
Gehirntumoren 2
Gemischter Schmerz 96
Gewichtsverlust 47
Glivec 28
GnRH-Analoga 23
Goldstandard 34
Grading 14
Grippeimpfung 74

H
Haarausfall 119
Haarzellleukämie 73
Hämangiome 7
Hämatologie 1
Hämatologische Zentren 66, 78
Hämoglobin-Elektrophorese 64
Hämolyse 74
Hämolytische Anämien 88
Hämophilus-Impfung 74
Hand-and-foot-Syndrom 114
Händedesinfektion 100
Haushaltshilfe 154
Hauttumoren 2
Hautveränderungen 88
Hepatica-Port 99

HER2/neu 54
HER2/neu-Rezeptoren 15
Hilfsmittel 153
Hirnbestrahlung 67
Hirnödeme 80
Hodgkin-Lymphome 71
Hoffnung 124
Homöopathie 42
Hormonproduktion 23
Hormonrezeptoren 15
Hormonrezeptorstatus 54
Hormontherapie 22
Horner-Syndrom 48
Huber-Nadeln 99
Husten 106
Hyperfrequenzablation 32
Hyperkalzämie 85
Hyperthermie 31

I
Iatrogen 81
Ikterus 4
Ileus-Symptomatik 84
Imatinib 28, 68
Immunglobuline 82
Infektion 94
Interferenzen 87
Interferon 30, 60
Interleukin 30
Interleukin-2-System 45
Intrathekale Gabe 67, 80, 97
Ipilimumab 25, 62

K
Kachexie 100
Karnofsky-Index 123
Karzinome 2
Killerzellen 26
Kleinzelliges Bronchialkarzinom 49
Knochenmarkaspirat 7
Knochenmarkdepression 81, 119
Knochenmarkinsuffizienz 74
Knochenmarktransplantation 67, 72, 78

Knochenstanze 7
Kolorektales Karzinom 56
Kommunikation 126
Komplementäre Medizin 33
Komplement-System 26
Kontrazeptiva 53
Körperoberfläche 109
Kosten alternative und komplementäre Therapien 37
Krankengeld 154
K-RAS 16, 57
Krebs-Diäten 40
Krebserleben 128
Krukenberg-Tumor 58
Kur 137
Kurative Therapie 17

L
Lambert-Eaton-Syndrom 88
Lapatinib 29
Laufzeit Zytostatika 112
Lebensqualität (LQ) 18, 123
Lebensverlängerung 18
Leukämie 66
Leukopenie 4
Limited Disease 49
Linearbeschleuniger 32
Lohnfortzahlung 154
Lymphangiosis carcinomatosa 84, 106
Lymphgefäßsystem 71
Lymphknoten-Probeexzision (Lymphknoten-PE) 19
Lymphödem 54

M
Magenkarzinom 58
Magie 35
Magnetresonanztomografie (MRT) 8
Makrophagen 26
Mammakarzinom 22, 53
Mammografie 8, 53
Mantelzell-Lymphom 73, 75

Medikamentöse Therapie 20
Medizinischen Dienst der
    Krankenversicherung
    (MDK) 152
Melanom 60
Meningeosis carcinomatosa 80
Metastasen 3
Mikrometastasen 17
Miserere 84
Mistelextrakte 44
Mitose 20
Mitose-Phase 21
Mitoserate 6, 15
Morbus Cushing 87
Morbus Hodgkin 71
Morbus Waldenström 73, 75
Mortalität 53
Mortalitätsrisiko 48
Mukositis 32, 101
Multiples Myelom 76
Myelodysplastische Syndrome 67
Myeloproliferative Syndrome 68
Mystik 35

N
Nachricht 126
Natur 35
Nebenwirkungen
    Chemotherapie 116
Nekrosen 116
Nekroserate 17
Neoadjuvante Therapie 17
Neuropathischer Schmerz 95
Nicht kleinzelliges
    Bronchialkarzinom 49
Niedrigmaligne Lymphome 73
Niereninsuffizienz 77
Nikotin 52, 58
Nikotinabusus 48
Nilotinib 28
Non-Hodgkin-Lymphome 71, 72
Nozizeptiver Schmerz 95
Nuklearmedizinische Verfahren 32

O
Obere Einflussstauung 48, 79
Oberflächenmarker 6
Ofatumumab 25
Onkologie 2
Operative Therapie 19
Opioide 96
Orale Chemotherapie 112
Orchiektomie 24
Organotherapie 43
Ösophagitis 102
Osteolyse 77
Östrogenrezeptoren 22
Ovarektomie 23
Ovarialkarzinom 59

P
Palliativbewegung 130
Palliative Therapie 18
Palliativmedizin 18, 139
Panitumumab 25
Pankreaskarzinom 57
Panzytopenie 31
Paraneoplastische Syndrome 49, 87
Paravasate 110
Partialremission 47
Pathologische Fraktur 80
Patientenverfügung 136
Pazopanib 28
PEG-Sonde 106
Perikarderguss 82
Perikardpunktion 82
Peritonealkarzinose 106
Perniciosa 65
Perniziöse Anämie 65
Perücke 153
Philadelphia-Chromosom 68
Phytotherapie 40
Pilz-Prophylaxe 119
Plasmatransfusion 90
Plasmazellen 77
Plasmozytom 76
Plattenepithelkarzinome 50
Plethora 79

Pleuraerguss 7, 48
Pneumektomie 51
Pneumovax 74
Pneumozystis-carinii-
 Prophylaxe 119
Polycythaemia vera (PV) 68, 69
Polyglobulie 88
Port-Sepsis 100
Portspülung 100
Portsysteme 99
Positronenemissionstomogramm
 (PET) 9
Postmenopause 23
Potenzen 42
Prävention Bronchialkarzinom 48
Progesteronrezeptoren 22
Progressive Disease 47
Prokarzinogen Nikotin 52
Proliferations-Phase 21
Proliferationsrate 66
Prostatakarzinom 55
PSA 55
Psychoonkologie 130

Q
Qualitätsmanagement 112, 135

R
Radio-Chemotherapie 32, 57
Reflexion 127
Rehabilitation 137
Rektoskopie 9
Rekurrens-Parese 48
Remission 28, 67
Rentenversicherung 154
Residualtumor 14
Rezeptoren 6, 23
Rezidiv 28, 67, 69
Rhesus-Prophylaxe 93
Rhesussystem 92
Rituximab 25
Röntgenbild 8
Rückenmarkkompression 80
Rückfallrisiko 138

S
SAPV, Spezialisierte ambulante
 Palliativversorgung 148
Sarkome 2
Sauerstoffmehrschritt-Therapie
 (SMT) 44
Schlüssel-Schloss-Prinzip 26
Schmerzformen 95
Schmerzskala 98
Schulmedizin 34
Schutz Patienten 109
Schutz Personal 109
Schwangerschaftsanämie 65
second opinion 124
Sekundär-Protokoll 50
Selective internal radiation therapy
 (SIRT) 33
Selen 39
Sentinel-Lymphknoten 12, 54
Sepsis 81
Serienbehandlungen 152
Sézary-Syndrom 73
Siegelringkarzinom 58
Singultus 106
Sinusvenenthrombose 80
Skelettszintigrafie 9, 77
Sklerodermieforme
 Veränderungen 78
Somatoformer Schmerz 95
Sonografie 7
Sorafenib 30
Soziale Isolation 125
S-Phase 20
Spitzer-Index 123
Stable Disease 47
Staging-Untersuchungen 21
Sterbehilfe 135
Stereotaktische Bestrahlung 32
Sternberg'sche Riesenzellen 71
Stomatitis 101
Strahlenschäden 32
Strahlentherapie 31
Subklavia-Port 99
Sunitinib 28

Supportive Therapie 18
Syndrom der inadäquaten
 ADH-Sekretion (SIADH) 87

T
Temsirolimus 30
Thalassämie 64
Therapiemöglichkeiten 19
Therapieresistenz 113
Therapieziele 17
Third space 109
Thrombopenie 5, 44, 84, 112
Thrombozytentransfusion 90
TNM-Klassifikation 11
Transfusionsmedizin 90
Transfusionsreaktion 93
Trastuzumab 15, 25
Trauerbewältigung 128
Tumorkonferenz 19
Tumorlyse-Syndrom 86
Tumormarker 5
Tumorprogress 21
Tumorstadium 11
Tyrosinkinaseinhibitoren 28
T-Zell-Lymphome 72

U
Übelkeit 117

V
Vascular endothelial growth factor
 (VEGF)-Rezeptor 27

Vasculitis 88
Vemurafenib 30, 62
Venenkatheter 79
Verständnis 127
Verzögertes Erbrechen 117
Viskosität 75
Vollremission 47
Vorphase 86
Vorsorgeuntersuchung 48, 53

W
Wahrhaftigkeit 124
WHO-Status-Scale 122
WHO-Stufenschema 96

X
Xerostomie 101

Z
Zellzyklus 20
Zink 39
Zuwendung 124
Zuzahlungen 152
Zweitmalignome 138
Zystitis 101
Zytochrom P450 40
Zytogenetik 7
Zytokine 43
Zytologie 6
Zytostatika 20
Zytostatikagruppen 108
Zytostatikaresistenz 21

Ebenso von Frau Vehling-Kaiser im Zuckschwerdt Verlag

Krebs – was kann ich tun?

Moderne Krebstherapien, Ziele, Wirkungen, Nebenwirkungen

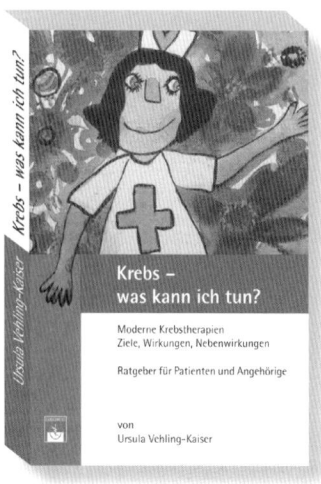

XII/228 Seiten, 2. Auflage 2011
ISBN 978-3-86371-012-5   Euro 19,90

Bestellen Sie bei Ihrer Buchhandlung oder direkt bei:

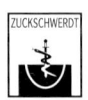

W. Zuckschwerdt Verlag
Industriestraße 1
82110 Germering/München
Telefon (089) 89 43 49-0
www.zuckschwerdtverlag.de

- Was ist Krebs?
- Welche Therapien gibt es?
- Welche Nebenwirkungen haben die einzelnen Therapien?
- Wo finden die Behandlungen statt?
- Welche Medikamente werden gegeben und was muss ich bei jedem einzelnen Medikament beachten?
- Was kann ich selbst tun, damit die Therapie so gut wie möglich verläuft?
- Wie spreche ich mit meinem Arzt?
- Wie gehe ich mit meinen Angehörigen und Freunden um?
- Wer kann mich sonst noch unterstützen?
- und vieles mehr